COMMENT ON DÉFEND

# SA SANTÉ

PAR L'HYGIÈNE

PAR LE

**Dr A. BARATIER**

Membre de la Société d'Anthropologie
Membre des Sociétés de Médecine Publique et d'Hygiène
Membre Honoraire de la Société Protectrice de l'Enfance

II

## LES BOISSONS

**Prix : 1 franc**

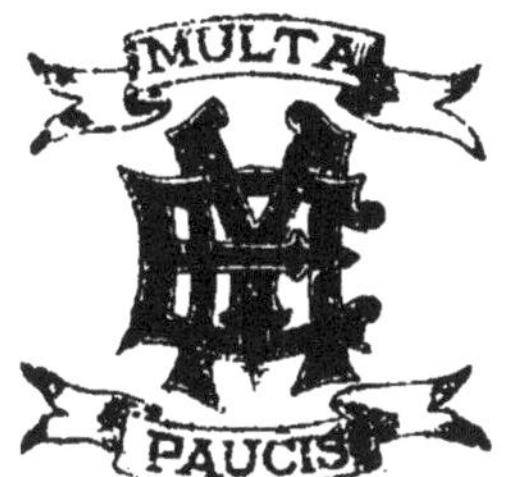


PARIS
L'ÉDITION MÉDICALE
29, RUE DE SEINE, 29

COMMENT ON DÉFEND

# SA SANTÉ

PAR L'HYGIÈNE

---

II

## Les Boissons

## DU MÊME AUTEUR

**Les Vaginites** (1 volume), épuisé.

**Les Frontières de l'Alcoolisme** (1 volume) (épuisé).

**Les Victimes de l'Alcool** (1 volume), **2 fr. 50.**

**Comment on défend ses mains** (1 volume).

**Comment on défend ses pieds** (1 volume).

**Comment on défend ses Enfants** (1 volume).

**Comment on défend sa Vessie** (1 volume).

**Comment on défend sa Santé** (T. I : LES AALIMENTS)

*Pour paraître prochainement :*

**Comment on se défend contre les Accidents de la Menstruation** (1 volume).

# COMMENT ON DÉFEND SA SANTÉ PAR L'HYGIÈNE



PAR LE

Dr A. BARATIER

Membre de la Société d'Anthropologie
Membre des Sociétés de Médecine Publique et d'Hygiène
Membre Honoraire de la Société Protectrice de l'Enfance

II

## LES BOISSONS

Prix : 1 franc

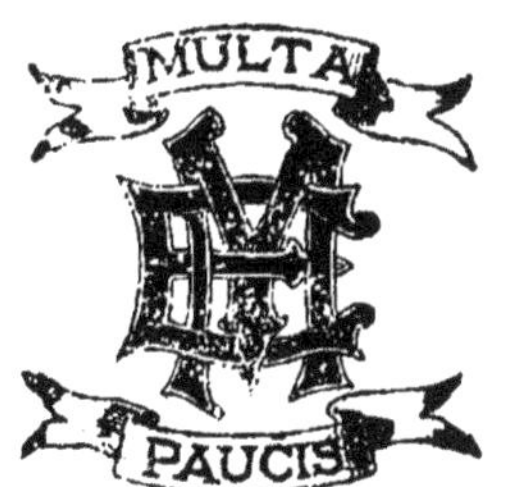


PARIS
L'EDITION MEDICALE
29, RUE DE SEINE, 29

# AVANT-PROPOS

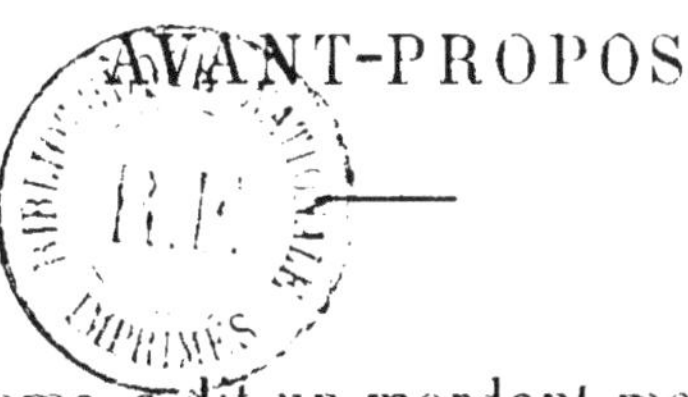


« L'Homme, a dit un mordant moraliste, est un animal à deux pattes qui boit sans soif et fait l'amour en tous temps. »

Cette définition est d'une vérité absolue, surtout en ce qui concerne la boisson et quand l'être qui s'intitule, modestement, le Roi de la création tombe malade, c'est soixante fois sur cent par sa faute et quatre-vingt dix-neuf fois sur cent par la faute de la boisson.

Or, de même que les aliments doivent être étudiés, pour que l'on sache éviter toute nocivité possible, de même les liquides qui servent de boissons, doivent être connus pour que l'on puisse écarter leur action malfaisante ou pour que l'on sache rechercher leurs vertus bienfaisantes.

Il existe une hygiène pour ce que l'on boit, comme il existe une hygiène pour ce que l'on mange; le boire et le manger doivent être en corrélation directe avec la vie elle-même, et les troubles apportés à ces actes physiologiques peuvent, en peu de temps, menacer l'existence, fausser la régularité du jeu de nos organes, briser les rouages de notre frêle charpente et arrêter brusquement l'évolution de notre être si fragile.

Or, ce que nous avons fait dans notre précédent volume pour les *aliments*, nous allons le faire dans celui-ci, pour les *boissons*; en outre, montrer au gros public qui veut s'instruire et qui a souci de sa santé, pourquoi l'on boit et comment l'on boit ; lui faire connaître les liquides qui lui servent de boissons ; lui indiquer ce que l'on doit boire et ce que l'on ne doit pas boire ; le mettre en garde contre les mauvaises substances qui peuvent nuire à sa santé et lui donner la facilité de reconnaître les boissons de bonne qualité, tel est le but que nous nous sommes proposé.

C'est en allant au devant du mal que, presque toujours, l'on évite la maladie, et c'est en montrant les trous béants et profonds, que l'on peut éviter les chutes pénibles ; l'homme averti en temps voulu, peut échapper aux écueils, il peut se garer des accidents qui le guettent à chaque pas et se soustraire à des événements qui peuvent être graves souvent, mortels parfois, dangereux toujours. Or, le tube digestif est l'organe le plus fragile et le plus fatigué de notre corps ; c'est lui qui est la base même de notre évolution et l'on ne saurait trop prendre de soins pour le tenir toujours et sans cesse dans un état parfait d'entretien, de régularité et de santé ; ce tube digestif est l'organe principal de la machine humaine ; or, nous avons vu, dans « les aliments », le combustible qui lui est nécessaire, nous allons voir dans « les boissons », les liquides qui doivent l'actionner et c'est par cette étude nouvelle que nous montrerons « *comment on peut et comment l'on doit défendre sa santé* », par l'observation rigoureuse d'une hygiène stricte, régulière et raisonnée. . . . . . . . . . . . . . . .

Qui veut la fin, veut les moyens !

---

# COMMENT ON DÉFEND
# SA SANTÉ
## PAR L'HYGIÈNE

## I

## But et diversité des Boissons.

On donne le nom de *boissons* (du mot latin *bibere*, boire), aux substances liquides que l'on introduit dans le tube digestif en effectuant l'acte physiologique qui consiste à boire.

Les boissons sont nécessaires et elles sont absorbées dans un triple but : 1° Favoriser la dissolution et le broiement des aliments solides présents dans l'estomac ou l'intestin ; 2° Etancher la soif ; 3° Exciter les organes digestifs, tout en leur faisant subir une sorte de lavage particulier.

De plus, certaines boissons peuvent être considérées comme des *aliments* et sont, de ce fait, éminemment nutritives.

Nous avons vu, dans le précédent volume traitant des *aliments*, que les substances alimentaires qui entrent dans notre consommation et notre ration d'entretien journalière, sont constituées par diverses matières végétales et animales, ayant une composition chimique fixe et par une certaine quantité d'eau. Or, cette quantité d'eau, eau de composition des aliments, quelque considérable qu'elle puisse être, ne saurait suffire à notre existence; cette eau que nous absorbons avec nos aliments solides est surtout considérable, nous l'avons vu, dans les aliments végétaux où elle peut atteindre 999/1000 du poids du légume ou du fruit; mais malgré cette abondance, cette eau est néanmoins insuffisante pour maintenir et renouveler formellement la proportion des liquides nécessaires à l'entretien de la vie.

C'est en dehors des substances alimentaires que nous ingérons, qu'il est donc indispensable d'aller puiser des liquides, pour satisfaire aux besoins de notre organisme.

Donc *boire*, de même que *manger*, est une nécessité inéluctable, c'est une obligation physique, un besoin physiologique absolu et quand nos organes arrivent au moment où ils sont obligés d'être *abreuvés*, au moment où cette eau commence à ne plus être en assez grande quantité dans le corps, une sensation spéciale qui annonce cet état, d'une façon plus ou moins impérieuse se produit : cette sensation est la *soif*.

Le besoin plus ou moins violent, selon les occasions, les moments et les circonstances, d'ingérer des aliments liquides et surtout aqueux, se traduit et se manifeste par une sensation particulière dont le siège est le *pharynx*, comme d'ailleurs le sentiment de la faim se localise dans la région stomacale. D'habitude, la soif ne se produit pas brusquement ; elle se fait sentir peu à peu, elle apparaît d'une façon insidieuse et se manifeste alors par une légère sécheresse des lèvres, de la langue, de la bouche, du voile du palais et par une certaine gène dans le pharynx ; assez rapidement cette sensation devient plus accentuée, plus pénible ; il existe de la chaleur, de la brûlure, de l'angoisse, de la strangulation même dans l'arrière-gorge ; la langue ne tarde pas à s'épaissir, elle s'empâte, se dessèche, se durcit et toute la muqueuse buccale participe à cet état d'irritation extrêmement douloureux et des plus pénibles. Arrivée à ce paroxysme de sécheresse, la bouche ne peut plus remplir ses fonctions ; la déglutition de la salive, diminuée elle-même dans des proportions considérables, est impossible, celle des liquides est difficile, et les aliments solides se voient refuser tout passage ; le sens du goût est aboli et la gustation est nulle. Quand la soif n'est pas satisfaite en temps opportun et quand cette situation se prolonge d'une façon anormale, la scène devient grave et l'état sanitaire du sujet se complique d'une manière funeste ; le délire, les hallucinations, les illusions, plongent l'infortuné patient dans l'angoisse la plus cruelle ; une fièvre ardente et continuelle s'empare de tout son être, la torpeur ou la furie, l'hébétude ou l'excitation envahissent son cerveau et la mort, après une triste et longue agonie, vient mettre un terme à ces souffrances surhumaines. Les tortures endurées par la soif sont plus terribles encore que celles endurées par la faim et les nombreuses relations des voyageurs échoués dans les déserts sont là, malheureusement, pour affirmer cette assertion.

A part quelques cas, encore trop fréquents, où la mort vient terminer ces agonies, la souffrance de la soif est presque toujours enrayée à temps et généralement tout se borne à une douloureuse attente ; néanmoins il est inutile, dans la vie ordinaire, de s'exposer à subir les affres de la soif, car, même satisfaite en temps rapide, cette sensation de soif, répétée souvent, peut provoquer des troubles fonctionnels et généraux d'une certaine importance, troubles qui seront encore plus accentués et plus malsains, par suite des libations abondantes, et toujours exagérées, qui succéderont d'habitude à ce jeûne et dont on abusera immanquablement, pour compenser le manque de boisson passé. Dans ces cas là, on devra *boire modérément* après la privation prolongée des liquides, car s'abreuver en toute liberté est, je le répète, un danger, aussi bien immédiat qu'éloigné.

La soif, de même que la faim, est déterminée par un besoin général de l'organisme ; selon les individus, les climats et les conditions de l'existence sociale, ce besoin est plus ou moins impérieux, accentué et abondant. La soif est produite non pas tant par la nécessité absolue d'introduire des liquides dans l'estomac que par l'urgence qui force les organes du corps tout entier à réparer les pertes que subit le sang dans ses parties aqueuses. En effet, si un homme, profondément altéré, est plongé dans un bain d'eau tiède, chaude ou froide, sa soif se calmera peu après cette immersion par le fait seul de la pénétration de l'eau dans son corps à travers les pores de sa peau et par suite de l'imbibition aqueuse de son sang qui résultera de ce bain ; il en sera de même si, au lieu de ce bain, on donne à notre individu un grand lavement ou si on lui fait une injection intraveineuse ou sous-cutanée d'eau pure. La soif se calme, presque à l'instant, après cette introduction de liquide dans l'organisme.

La soif se fait sentir d'une façon plus ou moins énergique et fréquente selon les individus ; le genre de vie, le mode de travail, les différentes heures du jour ou de la nuit, la température, les climats, les saisons, l'air ambiant et la pression atmosphérique, sont autant de causes diverses qui agissent sur le besoin de boire, d'abord, et, ensuite, sur la quantité des boissons nécessaire d'ingérer pour arriver à calmer la soif et pour imbiber l'organisme d'une manière suffisante. En dehors des individus qui, du fait de leurs habitudes ou de leurs milieux, sont plus ou moins altérés, qui sont obligés de boire avec plus de fréquence par suite de la nature de leur métier ou qui se trouvent dans la nécessité d'avoir à leur portée une grande quantité de liquides variés pour étancher leur soif, par suite de maladies, certains sujets, moins sobres en cela que bien des animaux, boivent sans motif et sans soif ; ils boivent par plaisir (et par la suite par besoin) en tout temps et en tous lieux. D'autres individus, par suite de transpiration exagérée, de sueurs profuses, de salivation intense, de diarrhées séreuses, ou de mictions abondantes, entraînant au dehors de l'organisme une masse assez considérable de liquides physiologiques, doivent remplacer ces déperditions continuelles et sont obligés de boire d'une façon copieuse et réitérée ; d'autres sujets enfin, ne boivent que pendant les repas, pour faciliter la mastication, pour aider l'intromission du bol alimentaire dans le tube digestif et favoriser la division de ces aliments. Enfin, cette variété dans la nécessité de boire et dans la quantité des liquides ingérés, dépend également de l'état de santé. Dans les maladies aiguës à réaction fébrile, dans les grandes perturbations pathologiques aiguës ou chroniques, dans les traumatismes, dans certaines intoxications lentes ou rapides et dans une foule d'affections diverses, la soif est augmentée d'une façon considérable. Dans ces conditions spéciales, les tissus organiques ont besoin d'une énorme quantité d'eau, ils brûlent avec une intensité particulière leur matériaux de composition et sous l'action de cette fièvre l'organisme est obligé de puiser au dehors une quantité considérable de liquides pour faire face aux déperditions continuelles dont il est l'objet.

En dehors de ces cas, pathologiques ou idiosyncrasiques, qui forcent l'individu à boire en abondance, l'habitude agit d'une façon spéciale sur le besoin de se désaltérer ; par contre, il est des sujets qui peuvent se passer de boisson pendant un grand laps de temps ou qui n'ingèrent des liquides qu'en de minimes et insignifiantes proportions. Néanmoins, dans la majorité des cas, il existe pour l'homme sain, une ration quotidienne que, d'une manière générale, on ne tend pas à dépasser. C'est, de même que pour les aliments solides, la *ration normale d'entretien*. Cette ration varie suivant le tempérament et suivant les individus, ce qui chez les uns serait un *excès*, chez d'autres serait une *insuffisance*. Un litre d'eau de vin, de cidre ou de bière est, à peu près la quantité de boisson nécessaire chaque jour à l'homme adulte et bien portant, pour entretenir avec régularité le bon fonctionnement de son organisme. Mais, par suite des habitudes malsaines, cette ration est plus qu'augmentée dans bien des milieux sociaux et ce n'est que rarement qu'elle se trouve diminuée.

Dans l'un comme dans l'autre cas, soit que l'on boive peu, soit que l'on boive beaucoup, mais surtout quand on se livre à des libations exagérées, des troubles graves surviennent dans l'organisme ; en dehors des affections qui peuvent s'implanter directement dans l'estomac, il est fréquent de rencontrer des maladies des intestins, de la vessie, des reins, du cœur ou des poumons qui n'ont pour cause que la polydipsie. La boisson prise, au contraire, en quantité insuffisante, engendre des calculs néphrétiques ou hépatiques, des lésions vésicales et gastro-intestinales. Dans le premier cas l'embonpoint est parfois excessif; dans le second, la maigreur est souvent extrême.

C'est donc, d'une façon générale, et ici comme en toutes choses, dans un juste milieu, que l'on doit observer l'ingestion des *boissons* si l'on veut éviter les accidents.

---

II

## Des Boissons.

---

Les liquides que l'homme ingère sont d'une multitude infinie et leur variété tend à s'accroître chaque jour davantage.

Pour arriver à une classification aisée et commode à comprendre, on divise, d'une façon générale, les liquides, destinés à apaiser la soif en trois catégories, de même que l'on a été conduit à classer les aliments solides.

Ce sont les boissons *aqueuses*, les boissons *fermentées* et les boissons *aromatiques*.

Dans ces trois sections rentrent toutes les boissons.

Et c'est dans cet ordre que nous allons étudier ces liquides, en y introduisant toutefois le *lait* et ses dérivés, ainsi que les *bouillons*, substances alimentaires liquides, que nous avons retirés du précédent volume traitant des « *Aliments* » pour les faire figurer parmi les « *Boissons* ».

### Le lait.

Dès la plus haute antiquité le lait a été l'objet des études et des recherches des hygiénistes, des chimistes et des médecins; les hygiénistes l'ont étudié comme aliment, les chimistes sous le rapport de sa composition, de ses adultérations et de ses propriétés ; les médecins, enfin, comme aliment et comme médicament. Tous en ont fait également l'objet de recherches spéciales au point de vue de ses nombreux dérivés : les fromages, le beurre et le petit-lait.

Comme aliment, tout le monde sait que le lait est la première nourriture de l'homme, son principal élément nutritif mis à sa disposition par la nature elle-même. Il en est de même pour tous les animaux appartenant à la classe des mammifères.

A peine sorti du sein de sa mère, le jeune être se porte vers l'organe producteur du lait, la glande mammaire, poussé autant par l'instinct que par le besoin, et c'est à ce liquide d'une puissance nutritive incomparable qu'il doit son évolution, c'est par lui qu'il va acquérir la force et la vigueur qui lui manquent, c'est par lui qu'il va croître, grandir et vivre.....

Le lait est un liquide blanc, émulsif, d'une saveur douce, un peu sucrée, légèrement odorant, fourni par les glandes mammaires de la femme et de tous les animaux mammifères pendant une période plus ou moins longue qui suit immédiatement la parturition. Le lait est alcalin lorsqu'il sort de la mamelle ; il devient acide dès qu'il est exposé à l'air pendant un certain temps ; abandonné à lui-même, il se couvre d'une couche assez épaisse de *crème*, puis, selon les milieux, la température et la pression atmosphérique, il finit par *tourner*, c'est-à-dire qu'il se coagule. Le lait offre une composition variable, mais, quel que soit l'animal producteur, il renferme les mêmes principes dont les proportions seules diffèrent ; d'une façon générale, il contient en suspension, dans une masse aqueuse, qui peut aller de 80 à 89 0/0 : 1° des globules formés par la *matière butyreuse* ; 2° des parcelles de *caséum à l'état libre ;* 3° du *caséum dissous ;* 4° une matière de nature *albumineuse;* 5° du *sucre de lait ;* 6° des matières extractives, des sels solubles et insolubles.

Un bon lait de vache donne ces principes dans la proportion ci-dessous, indiqué par Payen :

1° Proportion *maxima*

| | |
|---|---|
| Eau . . . . . . . . . . . . . . . | 89.60 |
| Beurre. . . . . . . . . . . . . . | 5.40 |
| Sucre de lait . . . . . . . . . . . | 5.25 |
| Caséine . . . . . . . . . . . . . . | 4.30 |
| Albumine. . . . . . . . . . . . . | 1.50 |
| Sels minéraux. . . . . . . . . . . | 0.88 |

2° Proportion *minima* :

| | |
|---|---|
| Eau . . . . . . . . . . . . . . . . . | 83.90 |
| Beurre . . . . . . . . . . . . . . . . | 1.45 |
| Sucre de lait. . . . . . . . . . . . . | 3.90 |
| Caséine. . . . . . . . . . . . . . . . | 1.90 |
| Albumine . . . . . . . . . . . . . . | 1 09 |
| Sels minéraux. . . . . . . . . . . . | 0.65 |

3° Proportion *moyenne* :

| | |
|---|---|
| Eau . . . . . . . . . . . . . . . . . | 87 30 |
| Beurre . . . . . . . . . . . . . . . . | 3.20 |
| Sucre de lait . . . . . . . . . . . . | 4.30 |
| Caséine. . . . . . . . . . . . . . . . | 3.02 |
| Albumine. . . . . . . . . . . . . . . | 1.20 |
| Sels minéraux . . . . . . . . . . . | 0.70 |

Il est utile de faire remarquer qu'en dehors de la valeur galactogogue de l'animal lui-même, la nourriture, les saisons, le climat, le bien-être et les soins, ont une influence considérable sur la production du lait, en quantité et en qualité. Les races des animaux ont également une action spéciale sur la sécrétion lactée et dans certaines espèces, même très voisines, il existe parfois une différence extrêmement appréciable à tous les points de vue.

Considéré dans les diverses espèces d'animaux de la classe des mammifères, le lait présente des différences assez marquées au point de vue de la couleur, de l'odeur, de la consistance, de la densité, de la saveur et surtout des qualités nutritives qu'il est important de bien établir de bien connaître quand il s'agit de l'alimentation des enfants.

Le lait de *vache* a une couleur d'un blanc mat, légèrement bleuâtre ; il est opaque et d'une consistance parfois presque sirupeuse, son odeur est peu prononcée, et sa saveur douce et sucrée est très agréable. Quand les vaches sont bien alimentées, et que leur parturition est récente, le lait qu'elles donnent est très épais, gras et très nourrissant ; le beurre que l'on en retire est abondant, délicat, ferme et consistant. Son goût, sa couleur et son arome peuvent différer et dépendent souvent, d'ailleurs, de la nature même des pâturages qui ont servi de nourriture aux animaux. Il n'est pas rare de voir le lait altéré dans sa qualité et dans sa quantité, par les maladies que peuvent avoir les vaches ; ce lait est alors aqueux, grumeleux, jaunâtre ou bleuâtre, amer et aigre ; ces altérations doivent le faire rejeter de la consommation, car, dans ces cas, il est nuisible et malsain, surtout quand il sert d'aliment aux enfants en bas âge.

Le lait de *brebis* a un peu d'odeur, sa saveur est douce et sa consistance prononcée : le beurre qu'il fournit est abondant, il fond facilement, et les fromages qu'on en retire sont très gras. Le lait de brebis est de beaucoup le plus riche en matières grasses : elles dépassent souvent 7 0/0.

Le lait de *chèvre* possède une odeur *sui generis*, assez prononcée et parfois très désagréable ; il est épais, gras et très nutritif. Sa crème est épaisse, son beurre est blanc, ferme, mais peu abondant. Sa saveur est moins douce et moins veloutée que dans les autres espèces de lait ; ses qualités nourrissantes sont considérables, il est tonique, plus digestible et mieux supporté par les estomacs faibles ou malades ; ce sont, d'ailleurs, ces particularités qui le font recommander comme aliment liquide et solide aux convalescents, aux anémiques, aux phtisiques et aux enfants chétifs ; de plus, la chèvre ne contractant pas aussi facilement la tuberculose que les autres mammifères, le lait qu'elle produit est plus sain et moins sujet à la contamination bacillaire.

Le lait d'*ânesse* a une composition très voisine de celui de la femme. Il est peu chargé de parties butyreuses et caséeuses, il est plus clair, plus léger, plus pâle que les autres laits et sa digestion est facile. On l'emploie, en dehors de l'alimentation, comme adoucissant dans les affections des bronches, de l'estomac et de l'intestin. Malheureusement son usage est assez restreint.

Le lait de *jument* est moins fluide que le précédent ; il est opalescent, peu riche en beurre et en caséine, chargé d'une crème claire et jaunâtre. Ce lait s'aigrit avec facilité et subit la fermentation alcoolique ; assez nutritif et d'une digestion aisée, il est employé sous le nom de *koumys* comme aliment chez les convalescents et les débiles.

Le lait de *femme* a une grande analogie avec celui de la vache; néanmoins, il est plus fluide, plus bleuâtre et plus sucré ; il est très pauvre en caséine, mais d'une richesse excessive en lactose ou sucre de lait ; il n'est coagulé que par les acides concentrés et forme un fromage peu abondant, non gélatineux mais visqueux. La composition du lait de femme est très variable ; cet aliment diffère par sa saveur, son odeur et sa couleur, par sa consistance et la qualité de sa crème d'un individu à l'autre, et cette différence tient surtout au genre de vie, aux habitudes, aux mœurs et à la nourriture de la femme ; elle est également sous la dépendance des impressions morales ou physiques qu'elle peut éprouver et sous l'influence de son tempérament.

Ces laits que nous venons d'examiner et qui sont les plus usités chez nous, ne sont pas les seuls qui servent à l'alimentation. On peut encore citer le lait du *buffle* très connu dans les Indes et en Afrique ; celui du *lama* et de la *vigogne*, celui du *chameau*, du *dromadaire*, du *renne*, de la *chienne* et de la *chatte*, qui exceptionnellement, peuvent servir à l'alimentation passagère de quelques petits êtres chétifs. Il en est de même du lait de la *truie*, qui serait, d'après les observations récentes, d'une efficacité surprenante dans l'alimentation des enfants débiles et nés avant le terme normal.

Classés d'après leurs propriétés *nutritives*, ces différents laits doivent occuper l'ordre suivant : lait de vache, lait de chèvre, lait de brebis, lait d'ânesse, lait de jument, lait de femme. Sous le rapport des propriétés *médicamenteuses*, le lait d'ânesse doit prendre le premier rang ; viennent ensuite le lait de chèvre, le lait de brebis et le lait de vache pur et coupé. La valeur du lait de truie ne repose pas sur des faits assez probants pour entrer en ligne de compte.

Bien que le lait soit la première nourriture de l'homme, bien qu'il soit son aliment fondamental dans ses premières années, il vient des époques, des circonstances et des âges où cet aliment de premier ordre, quelle que soit d'ailleurs sa provenance animale, devient insuffisant, même pris en grande quantité, où il se digère mal, où il provoque des diarrhées ou des constipations opiniâtres et rebelles, où, enfin, il ne peut plus être classé parmi les substances alimentaires journalières pour certains individus. En général, les sujets délicats, les jeunes femmes, les adolescents, accoutumés à des travaux peu actifs et légers, se nourrissent facilement avec le lait et trouvent dans cette nourriture une alimentation suffisante à l'exclusion de toute autre substance ; au contraire, les individus robustes, les personnes livrées à des exercices pénibles et fatiguants, les travailleurs, manouvriers, etc., ne sauraient se contenter d'un régime lacté exclusif. Néanmoins, dans l'une comme dans l'autre de ces conditions, le lait, pris partiellement aux repas comme boisson, ne peut donner que de bons résultats.

A côté de ces cas où l'usage du lait peut être mixte, il est de circonstances, cet aliment ne peut entrer, même à dose minimum, dans l'alimentation régulière ou accidentelle. Le lait ne convient pas aux vieillards, aux sujets doués d'un tempérament lymphatique, aux individus bilieux, scrofuleux, aux personnes sédentaires, aux habitants des pays froids et humides, aux diarrhéiques et aux déséquilibrés de l'intestin ; au contraire les nerveux, les tempéraments secs, irritables et fougueux trouvent dans l'usage du lait, usage régulier s'entend, de grands avantages. Seule l'enfance quelle qu'elle soit, peut en user et en abuser largement.

Le lait est absorbé pur ou additionné d'eau de fleur d'oranger (ce qui cause chez les enfants des vomissements perpétuels), de rhum, de cognac, de kirsch ou d'eau pure, ce qui est préférable, suivant qu'on le digère facilement ou difficilement. Donne-t-il lieu à des aigreurs ? on l'associe avec un peu de magnésie calcinée ou de sel de Vichy ; on peut également le couper avec de l'eau de chaux. Donne-t-il lieu à des renvois ? les poudres absorbantes enrayent ces inconvénients. D'ailleurs et d'une façon absolue, le lait ne doit pas être pris en grande quantité à la fois, car il se digère mal dans ces conditions, charge l'estomac et peut provoquer des malaises ; un demi-litre de lait à chaque repas, et bu en différentes fois, est une ration moyenne dans le régime mixte ; dans le régime *lacté absolu*, on peut boire trois ou quatre litres de lait par vingt-quatre heures ; dans ces cas spéciaux on en avale la valeur d'*un verre à la fois ;* à plus fortes doses il ne tarderait pas à incommoder et à provoquer le dégout.

Il faut avoir soin de choisir le lait avant d'en faire usage ; il doit, de préférence avoir une odeur et une saveur agréables ; il ne doit être ni trop épais, ni trop séreux, provenir d'un animal bien portant, sans tares et de préférence nourri à la campagne. On doit toujours s'assurer si la bête a été soumise à l'inoculation du sérum de Koch, dans le cas où le lait provient de l'espèce bovine. La vache qui fournit le lait ne doit être ni trop jeune, ni trop âgée ; elle ne doit pas être trop près du moment de mettre bas, ni trop fraîchement débarrassée du produit de sa gestation. Deux mois avant et trois mois après le vêlage sont les époques bonnes pour cesser et reprendre la traite du lait. Le lait du printemps est très estimé et celui de l'automne est préférable à celui de l'hiver ; enfin, le lait du matin vaut mieux que celui du soir et celui qui est tiré vers la fin de la traite est moins séreux et plus nutritif que celui que l'on obtient au commencement de cette opération.

Dans l'art culinaire, le lait sert à préparer une multitude de mets très recherchés, très délicats et assez nourrissants ; tels sont les fromages glacés, les crèmes, les bouillies, les potages, les soupes, les pâtisseries et de nombreux desserts. Pris chaud ou froid, mêlé à du café ou a du thé, cuit avec du chocolat, du racahout, du riz, du vermicelle, du pain beurré, etc., etc, il constitue le premier déjeuner du matin ou le repas du soir d'un grand nombre de personnes. Etendu largement d'eau, il est employé comme boisson tempérante, rafraîchissante et assez nourrissante et cette boisson, ainsi préparée, possède de remarquables propriétés hygiéniques.

Depuis quelque temps la consommation du lait est considérable. Or, avec la vogue dont il jouit actuellement, tant comme aliment que comme médicament, tant comme breuvage à la mode, que comme boisson diététique, il est de toute nécessité de faire usage d'un lait sain, salubre, pur et hygiénique, chose d'une haute importance, étant donné surtout les altérations et les contacts sans nombre auxquels il se trouve assujetti avant d'être livré à la consommation et absorbé.

Aussi bien dans l'alimentation de l'enfant que dans celle de l'adulte, la pureté du lait doit être recherchée, car ce produit fermente avec facilité, il s'altère rapidement et ces fermentations sont des causes incessantes de désordres fréquents. Le lait, d'une façon générale, se conserve mal et non seulement les microorganismes, les bactéries et les agents nocifs extérieurs pénètrent dans ce lait d'une façon continue, mais encore y pullulent, y prolifèrent et s'y multiplient avec une effrayante rapidité.

C'est ainsi que du lait trait à six heures du matin, contenait, *deux heures* après 9.000 bactéries par centimètre cube et que, par suite des examens successifs de ce même lait, on trouvait les chiffres suivants :

| | | |
|---|---|---|
| A l'arrivée. . . . . . | 9.000 | bactéries. |
| 1 heure après . . . . | 21.700 | — |
| 2 heures plus tard . . | 36.250 | — |
| 7 heures plus tard . . | 60.000 | — |
| 9 heures plus tard . . | 120.000 | — |
| 25 heures plus tard. . | 5.600.000 | — |

On reste effrayé à la vue de tels chiffres et on est au dessous de la réalité car cette pullulation est en progression constante avec la *température* ; selon le degré de chaleur, elle s'accroît et augmente d'une façon considérable; d'ailleurs, on trouve dans un centimètre cube de ce même lait :

| | | |
|---|---|---|
| A 15°. . . . . . . | 100.000 | bactéries. |
| A 25°. . . . . . . | 72.000.000 | — |
| A 35°. . . . . . . | 165.000.000 | — |

Sans s'en douter, le buveur de lait qui ne prend pas de soins ni de mesures d'hygiène alimentaire absorbe ces légions de microorganismes, ces multitudes infinies d'agents étrangers, dont un grand nombre peut être nuisible, alors même qu'il conserve sa provision journalière de lait à l'abri de toute contagion extérieure. A l'encontre des idées émises autrefois et encore généralement admises dans le grand public actuel, ce n'est pas le milieu extérieur, ni l'air ambiant, qui est la cause la plus efficace de cette souillure et de cette contamination excessives; l'atmosphère ne compte pas, ou compte peu, comme auteur direct de cette production d'organismes inférieurs; c'est la malpropreté de la laiterie, des laitiers, des pis des animaux, de la traite, des divers récipients qui contiennent le lait, les nombreuses manipulations qu'on lui fait subir, le transport dans des vases multiples, sales, malpropres, mal entretenus, contaminés eux-mêmes de longue date, qui sont les causes les plus fréquentes de la présence et de la production de ces microbes, de ces bacilles et de ces organismes inférieurs; à côté de ce manque de propreté, il faut placer, mais plus rarement, comme cause de contamination, les germes introduits dans le lait par la femelle laitière elle-même, vache, chèvre, brebis, jument, ânesse, atteinte d'une maladie infectieuse dont les principes pathogènes peuvent rendre le produit de la lactation virulent et nocif et produire des désordres graves chez les individus qui en font usage sans prendre des précautions nécessaires.

Les premiers de ces agents sont d'ordinaire des microbes *saprophytes* très répandus dans la nature; ils ne sont point pathogènes, mais ils corrompent le lait en lui communiquant ainsi des propriétés plus ou moins toxiques. Parfois, et par exception, une souillure accidentelle peut introduire dans le lait des microbes pathogènes.

Les seconds, c'est à dire les microbes qui proviennent d'une maladie de la femelle laitière, sont presque toujours des microbes pathogènes pour l'homme; ils peuvent infecter les sujets qui boivent le lait qui les renferme, de sorte que ce lait apparaît comme un des agents de la transmission des maladies infectieuses.

Là ne s'arrête pas l'insalubrité.

Le plus souvent, ce que l'on boit sous le nom et l'apparence du lait, n'est qu'un amalgame quelconque, blanchâtre, composé d'éléments disparates, anodins parfois, délétères souvent, peu nutritifs toujours. Les deux tiers des laits livrés à la consommation du public des grandes villes sont mouillés, écrémés, colorés, décolorés ou désodorisés artificiellement. Malgré la surveillance que l'on exerce, les falsifications s'insinuent dans les habitudes des laitiers avec une fréquence inouïe; dénaturé tour à tour par le nourrisseur, par le fermier, par l'enleveur des villages, par les dépositaires, par les conducteurs, par les livreurs, le lait arrive chez les crémiers dépouillé de tous ses principes naturels et c'est la *sophistication seule* qui se présente à l'alimentation. On écrème d'abord le lait pour le rendre plus léger, on l'additionne d'une quantité d'eau quelconque pour augmenter sa quantité ou rendre sa couleur moins forte, eau que l'on prend n'importe où, à n'importe quel puits, au premier ruisseau ou à la première fontaine venue, chargée souvent d'éléments impurs, dangereux, malsains, contenant souvent le bacille de la fièvre typhoïde, disséminant ainsi une épidémie trop fréquemment meurtrière sans que l'on puisse en présumer l'origine réelle. Pour relever un goût et une saveur devenus trop fades, pour lui rendre une teinte ou une coloration de bon aloi, on introduit dans le lait livré au consommateur naïf des substances peu coûteuses qui assurent au vendeur un bénéfice frauduleux mais assez rémunérateur. Avec l'addition de cette eau, la farine, la fécule, l'amidon, le son, l'orge, le riz sont les fraudes anodines: la dextrine, le sucre, la gomme arabique, le blanc d'œuf, la cassonnade blanchâtre, la gélatine, les émulsions de graines oléagineuses, les substances albumineuses, le suc de réglisse, etc., servent également à falsifier le lait dans tous les centres de vente en gros, et par suite du bas pris de ces substances ajoutées, ces sortes de fraudes tendent de plus en plus à se reproduire partout, chez tous les enleveurs, chez tous les vendeurs et chez tous les marchands au détail.

Si le plâtre, l'eau de chaux, le bicarbonate de soude, l'acide borique, le sel de Vichy, le formol, etc., se rencontrent couramment dans le lait, c'est, paraît-il, dans l'*intérêt* du consommateur que le crémier agit ainsi!!! C'est surtout pour éviter une mévente trop grande pour lui qu'il se livre à cette opération, par suite des fermentations trop rapides qui se produisent dans ce lait adultéré et, ici, le client n'a aucun gré à lui savoir !

Le sérum provenant du sang des animaux, la cervelle et la moelle de cheval, de mouton, de rats, les huiles et quantités d'autres produits, n'entrent pas autant qu'on le dit et surtout qu'on le croit, dans la sophistication du lait. On fraude à seule fin de retirer un bénéfice plus ou moins considérable et surtout illicite ; la substance employée pour frauder doit donc, avant tout, se trouver à bas prix dans le commerce, n'avoir ni odeur, ni saveur, ni goût qui puisse démasquer la fraude, trahir l'origine de la falsification, ne pas faire tourner le lait à l'ébullition, diminuer ou augmenter d'une façon trop apparente sa densité ; l'*eau* est la substance qui réussit le mieux : aussi est-elle mise largement à contribution. Au point de vue de la santé, ces adultérations ne sont pas très nuisibles, la qualité nutritive seule est atteinte ; ces fraudes sont moins nocives que les bacilles ou les microbes provenant des souillures diverses ou des maladies infectieuses des animaux laitiers, mais elles diminuent la valeur et le pouvoir nourrissants du lait et constituent un véritable vol au préjudice du consommateur. C'est suffisant.

Aussi le public doit-il se mettre en garde contre ces fraudes, ces adultérations et surtout contre ces souillures. La consommation du lait se fait chaque jour d'une façon plus considérable, surtout au dehors du logis, entre les heures des repas, au café, au bar, à la taverne, au buffet, etc., etc., à l'encontre des anciennes habitudes ; à toute heure du jour ou de la nuit, n'importe où, on boit maintenant du lait, par besoin, par nécessité thérapeutique ou simplement par pose ou snobisme ; or, ce lait est absorbé presque toujours froid ou tiède ; s'il a bouilli le matin, il a été exposé à maints contacts et maintes souillures, à maintes extravasations et à maintes manipulations pendant la journée, et, au moment d'être mis en usage, sa qualité nutritive est considérablement diminué, tandis que sa nocivité est augmentée d'autant.

Dans ces conditions, on ne saurait trop prendre de

précautions pour avoir du *bon* lait, d'une provenance honnête et vierge de toutes souillures ; ce lait devra être bouilli et n'être ingéré que si, après cette ébullition, il reste normal dans sa composition habituelle.

Il serait à désirer que l'usage du lait stérilisé, vendu en flacons cachetés et authentiques, soit répandu d'une façon générale, à des prix abordables pour toutes les bourses. Tiré d'une provenance sûre et certaine, revêtu d'un contrôle officiel et d'une estampille de pureté constatée, le lait serait alors *peut-être*, un aliment plus sain qu'actuellement et l'on ne risquerait pas de contracter la tuberculose, la fièvre aphteuse ou la fièvre typhoïde en avalant un simple verre de lait, ou de mourir de faim avec le régime lacté absolu, régime dont la base n'aurait du lait que le nom !

Le *petit lait*, provenant de la coagulation du lait, lors de la préparation des fromages, est un liquide assez agréable au goût, un peu acide, aigrelet, troublé le plus souvent par les flocons de caséum qu'il tient en suspension ; il contient en outre, en quantité variable, du sucre de lait, des acides butyriques et acétiques, et quelques sels minéraux. Ce petit lait ou sérum du lait, entre dans la composition du lait normal dans une proportion moyenne de 75 0/0 ; on peut l'obtenir également par des procédés chimiques et industriels quand on veut le fabriquer en grande quantité.

Ce liquide jouit de propriétés laxatives, rafraîchissantes et tempérantes ; il est très peu nutritif, mais jouit d'une assez grande réputation. La cure de petit lait, très réputée en Suisse, en Allemagne et même en France (Royat, Uriage, Allevard), consiste dans l'emploi interne et externe de ce liquide ; on boit huit ou dix verres par jour de petit lait de vache, de chèvre ou de brebis ; on prend des grands bains journaliers de ce liquide, ainsi que des douches, des affusions et autres modes d'hydrothérapie. Cette médication est généralement regardée comme résolutive et fortifiante ; aussi est-elle en honneur dans les affections nerveuses, dans les diathèses scrofuleuses, dans l'anémie, le lymphatisme et la phtisie ; elle rend aussi de signalés services dans les affections intestinales et dans la constipation chronique. Il est bon d'ajouter que le grand air de la campagne et les exercices corporels le rendent encore plus léger à l'estomac et plus facile à digérer.

Aigri et fermenté, le petit lait sert de nourriture à beaucoup de peuples montagnards : macéré avec différents fruits sauvages, il constitue le *laitiat* des habitants du Jura. C'est un mets assez agréable.

Le *lait de beurre* ou *babeurre*, est une sorte de petit lait trouble, formé de sérum, de caséum, de beurre émulsionné et des sels du lait, qui se sépare du beurre pendant le battage de la crème ; il ne se concrète pas, et a l'aspect du lait écrémé. D'un goût aigrelet assez agréable, moins acide que le petit lait, le babeurre est plus nourrissant, mais plus indigeste que ce dernier ; d'un usage assez répandu dans certaines régions, il se mange en soupe, avec du pain, du riz, des pâtes, etc. ; ce produit est assez laxatif et est assez communément employé contre la constipation.

En dehors de ces produits, l'économie domestique retire du lait des substances alimentaires extrêmement précieuses, d'un usage journalier dans tous les ménages et d'une haute valeur nutritive ; nous voulons parler de la crème, du beurre, et des fromages frais et fermentés.

La *crème* est cette partie blanche, épaisse, d'une saveur douce et agréable qui monte à la surface du lait pur abandonné à lui-même et reposé à l'air. Elle est formée principalement de beurre, de sérum et de caséum ; très nutritive par le fait même de sa composition, elle se mange seule ou avec du sel, du sucre, du café, du racahout ou du chocolat ; sa digestion est assez facile avec ces produits ; il n'en est pas de même lorsqu'elle est mélangée avec des fruits, des légumes, verts ou secs, et des liquides alcooliques. Seule ou aromatisée, naturelle ou manipulée, la crème entre dans la confection d'un grand nombre d'entremets, de pâtisseries, de desserts et de sauces. Dans ces cas elle est parfois indigeste ; d'ailleurs sa fraîcheur est une des causes capitales de sa digestibilité régulière.

Le *beurre* est la matière grasse que l'on retire du lait après une longue agitation mécanique ou manuelle ; celui qui provient de la vache est blanc ou un peu jaunâtre ;

celui de la chèvre est toujours blanc ; celui de la brebis, de la jument et de l'ânesse est moins net dans sa coloration blanchâtre ; de plus il est très mou ; le beurre que l'on peut retirer du lait de femme est jaune et très dur. Quand il est frais et naturel, le beurre est un produit alimentaire sain, nutritif et agréable ; rendu rance et âcre par son séjour trop prolongé à l'air, il est amer, désagréable et indigeste.

Le beurre entre dans la consommation journalière, soit frais, soit fondu, soit salé ; il sert à préparer une multitude d'aliments, de sauces, de pâtisseries, d'entremets et de desserts. Il ne convient pas aux enfants trop jeunes, ni aux individus lymphatiques, ni à certains estomacs débiles : les malades et les convalescents ne le supportent parfois qu'avec difficulté. Le beurre étant sujet à des sophistications nombreuses, on doit avoir soin, avant d'en faire usage, de l'examiner attentivement au point de vue de sa fraîcheur et de sa qualité.

Les *fromages* sont, *frais* ou *fermentés*, obtenus par diverses manipulations que l'on fait subir aux laits de vache, de chèvre et de brebis : ce sont des aliments sains, nutritifs, agréables et d'une bonne digestion. Les fromages *frais* sont doux, rafraîchissants, délicats ; leur saveur est rendue plus fine encore, par l'adjonction de substances aromatiques et parfumées ; les fromages *fermentés* exigent une puissance digestive plus accentuée, ils sont moins délicats comme parfum et comme goût et ne conviennent pas, malgré leurs qualités nutritives bien prouvées, à tous les tempéraments. Trop vieux et trop avancés dans leur fermentation, les fromages peuvent devenir dangereux, nuisibles même et provoquer jusqu'à des empoisonnements surtout quand ils sont pris en grande quantité. Le fromage qui est « le supplément d'un bon dîner et le complément d'un mauvais repas », absorbé en petite quantité, est utile à la digestion, grâce aux sels nombreux qu'il contient. Les fromages sont *gras* ou *maigres*, selon la matière du lait qui les compose, *mous* ou *secs*, *faits* ou *pas faits*, *salés* ou *non salés*, etc.

Enfin, certains fromages entrent dans la préparation de nombreux aliments, dans la confection de pâtisseries, d'entremets et d'autres substances culinaires, qui figurent dans la consommation journalière.

Il existe, paraît-il, plus de 17.000 espèces de fromages et il est certain qu'on ne les connaît pas toutes !

## Les Bouillons.

Quand on parle de *bouillon*, on entend généralement par cette appellation, la dissolution dans l'eau des principes de la viande : cette dénomination est trop restreinte, car elle s'applique à un nombre de substances spéciales, alors que sous le nom de bouillon on doit comprendre tout liquide dans lequel a *bouilli* un aliment quelconque : tel le bouillon de haricots, d'épinard, d'oignon, de laitue, etc.

Le *bouillon* de viande, appelé également *bouillon gras* est une décoction de muscles, d'os et de tendons, dans une certaine quantité d'eau que l'on porte graduellement à une température élevée. Cette dissolution dans l'eau des parties gélatineuses, sapides, parfumées, acides ou salines qui se trouvent dans la viande, forme un aliment liquide qui contient des sels divers, des matières organiques composées elles-mêmes par de la gélatine, de l'albumine, de la créatine, etc., et un principe particulier auquel Thénard a donné le nom *d'osmazôme*.

D'une façon générale, le bouillon de viande de bœuf se prépare avec une partie de viande pour deux parties d'eau : on ajoute des légumes, un peu de sel, de poivre et quelques aromates. La viande, ni trop grasse, ni trop maigre, doit être mise dans l'eau froide ; placé sur un feu vif, le pot doit être porté insensiblement à l'ébullition ; cette cuisson doit être lente et prolongée et faite en vase presque clos ; après les *premiers bouillons*, on doit écumer le liquide, c'est-à-dire enlever aussi complètement que possible, la mousse formée par l'albumine de la viande et coagulée par la chaleur ; ensuite on ajoute les légumes et on laisse cuire pendant trois ou quatre heures, à feu continu et doux. Le bouillon gras se prépare, soit : 1° Avec une partie de viande, pour deux parties d'eau ; c'est, dans ce cas, un simple infusé que l'on conseille aux estomacs très irritables ; 2° avec deux parties de viande, pour deux parties d'eau : c'est un bouillon très chargé, plus nutritif que le précédent, connu sous le nom de *consommé;* ce consommé peut s'obtenir également, en laissant réduire par l'évaporation et l'ébullition prolongée, ce bouillon fabriqué avec une partie de viande et deux d'eau ; 3° enfin, le bouillon des malades et des convalescents s'obtient en coupant avec une quantité d'eau plus ou moins grande le bouillon ordinaire.

Le bouillon gras est absorbé de deux façons : on le boit pur, chaud ou froid, ou on l'associe, en quantité diverse, avec du pain, de la croute de pain, des pâtes alimentaires, du vermicelle, des fécules, etc. Lorsque le bouillon est additionné de fécule, de pâtes, etc., il prend le nom de *potage;* au contraire, quand il est mélangé à du pain, il prend le nom de *soupe*. La soupe peut être trempée, bouillie ou mitonnée, selon le temps de cuisson que l'on fait agir sur ce pain.

Le bouillon gras, pris seul, sans addition de pain ou de farines préparées, est un aliment qui jouit dans le public de grandes qualités ; or, ces vertus nutritives sont *nulles*. Le bouillon gras n'est pas un aliment, ce n'est pas une substance nutritive, et, soumis à un régime exclusif de bouillon gras, tant bien préparé soit-il, un homme bien portant ne tarderait pas à *mourir d'inanition*. Le bouillon n'est nutritif que par le pain et les pâtes alimentaires quelconques que l'on y introduit ; seul, il n'est pas plus nutritif que les bouillons maigres préparés avec des choux, des haricots, de l'oseille, de l'oignon, etc., etc. : c'est donc une profonde erreur qui court à travers le monde, et c'est un préjugé qu'il sera difficile à déraciner, que de croire à la *vertu nutritive du bouillon*.

Si le bouillon gras n'est nullement nutritif, ainsi que cela a été prouvé expérimentalement, d'ailleurs, depuis pas mal d'années, il a une précieuse qualité et c'est à ce point de vue qu'il doit jouer un rôle éminemment utile dans l'alimentation humaine ; le bouillon gras, pris chaud, en quantité minime, avant les repas, excite l'appétit et favorise la sécrétion du suc gastrique. Ce liquide agit comme *peptogène*, il stimule la muqueuse de l'estomac, il provoque l'issue du suc gastrique hors de ses glandes, et fait naître, de ce fait, des quantités considérables de *peptone*, qui auront pour résultat final d'exciter l'appétit et de faciliter la digestion. Pris pur, à une température élevée, à la dose d'un demi-bol, un quart d'heure avant les repas, le bouillon gras est le meilleur des substances et des liquides apéritifs, et c'est là le seul mode d'emploi que l'on devrait lui réserver, comme cela se fait, d'ailleurs, d'une façon courante en Russie. A la même dose et à la même température, un grand verre de bouillon gras aurait également sa place marquée *physiologiquement* au milieu des grands repas, au lieu et place de l'inepte verre d'eau-de-vie que l'on prend en Normandie et en Bretagne, pour faire le *trou;* il ne serait pas non plus déplacé à la fin du repas et faciliterait puissamment la digestion.

Or, c'est naturellement le contraire qui se fait partout!

Bu, froid et dégraissé, pendant l'intervalle des repas, le bouillon est un liquide rafraîchissant, assez agréable à boire, surtout quand il a été préparé avec de la viande de bœuf et de veau, et parfumé avec des condiments aromatiques; mais loin de restaurer et de fortifier, il n'agit dans ce cas que comme breuvage désaltérant, adoucissant, mais nullement réconfortant; de plus, il peut irriter l'intestin ou l'estomac, et provoque des vomissements ou des fortes diarrhées, avec crampes d'estomac ou coliques rebelles.

Qu'il soit ingéré au naturel, en potage ou en soupe, le bouillon doit toujours être fraîchement préparé pour servir à l'alimentation; au bout de quelque temps, surtout quand la température est élevée ou que l'atmosphère est chargée d'électricité, le bouillon aigrit, il tourne, devient acide et fermente, il se trouble, et son ingestion, dans ces conditions, peut devenir malsaine, malgré les condiments dont on se sert pour masquer sa saveur désagréable. On aura soin, pour éviter la fermentation, d'en préparer de petites quantités à la fois, de les conserver dans un endroit frais, à l'abri de la lumière trop vive et de l'humidité; de plus, pour éviter une aigreur trop hâtive, on pourra s'abstenir d'ajouter des légumes en trop grande quantité. pendant la confection du bouillon. Quand le bouillon est un peu vieux et qu'il présente un léger goût aigrelet, il est bon d'y plonger un charbon incandescent; en s'éteignant dans ce liquide, le charbon absorbe une certaine quantié d'acide carbonique, et fait disparaître le goût et la saveur aigre; du reste. on peut parfois éviter cette fermentation, surtout pendant l'été, en mélangeant au bouillon un peu de sel de Vichy ou de poudre de charbon, poudres qui n'altèrent en rien sa saveur et son arôme.

En tous cas. pour éviter toute gêne possible. soit dans l'estomac. soit dans l'intestin après l'absorbtion d'un bouillon suspect. on fera bien de le porter d'abord à l'ébullition : si après. l'aigreur persiste, il vaudra mieux jeter le bouillon ; son ingestion ne pourrait être que malsaine.

L'aigreur et l'acidité ne dépendent pas toujours du bouillon ; très souvent le pain et les substances farineuses que l'on y introduit provoquent cette saveur désagréable ; les pâtes d'Italie. le vermicelle, les cornes, le tapioca. la semoule. les perles, le riz, etc., et surtout les biscottes. les billes de pain et les flûtes. très souvent de fabrication ancienne. aigres eux-mêmes. donnent au bouillon leur goût aigrelet et leur odeur désagréable. On ne devra donc employer pour préparer les potages et les soupes que des substances dont la fraîcheur aura été reconnue. ainsi que la pureté.

A côté des bouillons gras. et surtout du consommé. on donne souvent aux convalescents et aux malades, du *jus de viandes*. Cet aliment. ou plutôt ce condiment dans lequel prédomine l'osmazôme, doit être ingéré avec modération, car il peut provoquer de l'irritation et de l'échauffement des organes digestifs. Bien que l'on trouve dans le commerce des préparations toutes faites de jus de viandes, de gelées de viandes et des sucs de viande, à des prix très abordables et d'une fabrication irréprochable, il est préférable de préparer ces produits chez soi, si l'on veut être exactement fixé sur la valeur et la nature de ce que l'on mange. Une livre de bœuf haché, introduit sans eau dans une bouteille que l'on peut hermétiquement clore (par un bouchage analogue à celui que l'on rencontre dans les canettes de bière), et légèrement assaisonné de poivre et de sel, soumis dans une chaudière à une ébullition constante pendant cinq ou six heures, donne après décantation, un verre de jus de viande très agréable au goût et à l'odorat, très nourrissant et d'un prix de revient peu élevé ; beaucoup d'appareils, plus ou moins commodes, peuvent servir à obtenir du jus de viandes, mais, de tous, les plus simples sont les meilleurs.

A côté de ces jus de viandes que l'on obtient par la cuisson, on peut produire à froid du suc de viandes, soit par la pression, soit par le raclage des parties musculaires et charnues des animaux de boucherie. Ce suc de viande, jus physiologique de la chair, a une puissance nutritive considérable ; le seul inconvénient qu'il présente, à l'heure actuelle, c'est l'impossibilité où l'on se trouve de le conserver ; au bout de quelques heures il est altéré, il présente des fermentations putrides et son usage, dans ces conditions, devient dangereux. Ce suc de viande ne doit donc être employé que lorsqu'il vient d'être préparé ; il se boit froid, tel qu'il est produit par le raclage ou la pression, à la dose de deux ou trois verres ordinaires par jour ; cette substance de haute valeur alimentaire et thérapeutique convient aux malades, aux débiles et aux convalescents ainsi qu'aux individus dont les fonctions digestives sont plus ou moins compromises. Dans la suralimentation, c'est le liquide nutritif de choix.

Les bouillons gras, les jus de viandes et leurs sucs obtenus à chaud ou à froid, peuvent se confectionner avec les masses musculaires ou osseuses de tous les animaux ; néanmoins, on fait une sélection parmi eux, et c'est, d'une façon générale, le bœuf, le veau, le coq, la poule, le mouton, le bouc, le cheval, le porc, le sanglier, etc., qui font la base de cette préparation culinaire ; ces bouillons, obtenus avec la viande de ces animaux, se prennent naturels, froids ou chauds, en potages ou en soupes. On prépare également des bouillons gras ou maigres avec certains poissons, certains mollusques ou crustacés, certains chéloniens, certains échinodernes, etc. ; le potage à la tortue est de tous le plus en renom. Ces bouillons ne sont pas autre chose que l'eau, plus ou moins aromatisée, qui a servi à la cuisson de ces animaux, et que l'on absorbe avec des condiments ou des assaisonnements variés. Les viandes qui ont servi à la fabrication du bouillon ont, comme valeur nutritive, une puissance à peu près nulle.

De même que l'on obtient du *bouillon gras* par la cuisson des viandes dans de l'eau, de même on prépare des *bouillons maigres*. par l'ébullition plus ou moins prolongée, de légumes frais ou secs. de racines ou de tiges et de végétaux domestiques ou sauvages, dans de l'eau.

Les bouillons ainsi obtenus n'ont absolument rien de nutritif par eux-mêmes. ils ne deviennent nourrissants que par les substances farineuses, par les pâtes alimentaires, le riz, les condiments ou les assaisonnements, et surtout par le pain qu'on y ajoute en des proportions plus ou moins considérables. A ces bouillons végétaux on adjoint souvent, pour en relever le goût, l'arome et la saveur, des extraits de viandes, du jus ou de la gelée de viandes. Il existe d'ailleurs, dans le commerce, des potages maigres concentrés ou des potages mixtes, qui, mélangés à de l'eau bouillante, donnent immédiatement une préparation alimentaire assez savoureuse, sinon très nutritive. Malgré leur cachet et leur renommée, tous ces extraits, gras ou maigres, ne valent pas les potages ou les soupes que l'on prépare soi-même dans le coin de l'âtre familial !

La soupe, quelle qu'elle soit d'ailleurs, est, chez nous, d'un usage constant; elle fait partie intégrale des principaux repas, et, trop souvent, même chez un grand nombre d'individus, elle forme à elle seule l'unique et médiocre alimentation journalière. Je ne parle que pour mémoire de la soupe au vin, et à l'eau-de-vie, très en honneur en Normandie et au Nord de la France.

Un grand nombre de personnes font usage d'un potage ou d'une soupe le matin, à jeun, en guise de premier déjeuner. Grasse ou maigre, additionnée de pain ou de pâtes alimentaires, pour les estomacs bien portants, et les sujets qui ont à effectuer un travail pénible, cette alimentation est des meilleures, elle est saine, substantielle et facile à digérer. Au commencement du déjeuner de midi, le potage ou la soupe est rare dans les villes ; dans les villages, au contraire, cet aliment, abondant et bien préparé, forme le plat de résistance ; au repas du soir, presque partout on sert le bouillon gras ou maigre, accommodé avec des fécules sèches, des pains spéciaux, des pâtes, etc. Les estomacs délicats ne doivent faire usage que très modérément des soupes préparées avec des légumes indigestes, tels que oignons, choux, choux-fleurs, haricots, oseille ; les potages légers, au tapioca, au vermicelle ou à la semoule, leur sont préférables. Les estomacs robustes et de fort appétit peuvent, sans inconvénient, manger deux bonnes assiettées de soupe ; les enfants du deuxième âge et les adolescents trouveront également dans cet aliment un mets fortifiant qui, selon le proverbe, les *fera grandir ;* néanmoins, on évitera les exagérations quand il s'agira de soupes trop lourdes et trop épaisses.

D'une façon générale, on aura soin de faire usage de potages et de soupes préparés spécialement pour le repas même ; quoique souvent très bonne au goût et à l'estomac, ces substances alimentaires réchauffées plusieurs fois, peuvent devenir d'une digestion difficile, surtout en été, par suite de fermentation et de moisissures. En tous cas, il sera absolument nécessaire de ne pas laisser séjourner ces aliments dans des vases en cuivre ou en fer, non ou mal étamés ; des accidents d'intoxication plus ou moins violents peuvent en être la conséquence immédiate.

Jusqu'à l'âge de dix-huit mois ou même deux ans, les enfants ne devront jamais faire usage de soupes ou de potages ; le *lait pur* doit être leur unique aliment ; ce n'est que plus âgés que le lait pourra leur être donné sous forme de soupe mitonnée.

Il est bon d'ajouter que pour tout le monde, grand ou petit, la soupe au lait est un des plus précieux aliments, sain, nutritif et d'une digestibilité parfaite, que l'on a des tendances à oublier d'une manière à peu près complète dans toutes les classes de la société.

---

III

## Boissons aqueuses.

---

On ne connaît qu'une sorte de boisson aqueuse : c'est l'*eau*, l'*aqua simplex*, liquide considéré par les anciens comme un des *quatre éléments* et que la chimie moderne a trouvé composé de *deux volumes d'hydrogène* et d'*un volume d'oxygène*.

L'eau est le plus connu et le plus utile de tous les corps ; aussi est-elle répandue avec une abondance extrême dans la nature ; elle constitue la majeure partie des tissus animaux ; chez les végétaux elle forme plus des neuf dixièmes de leurs cellules organiques et chez l'homme elle atteint, en poids, les quatre cinquièmes du corps.

L'eau se présente sous différentes formes dans un état de pureté plus ou moins grande ; à l'état *fluide*, c'est son état à peu près constant ; à l'état *solide*, elle forme la glace ; à l'état demi-solide, elle prend l'aspect de la *neige ;* enfin, sous la configuration de vésicules ténues, elle donne les *nuages*, les *brouillards* et les *vapeurs* diverses qui se montrent dans l'espace.

Suivant les sources d'où elle provient, l'eau est distinguée en *eau de pluie*, de *rivière*, de *fleuve*, de *lac*, de *citerne*, de *fontaine*, de *puits*, de *glaciers*, de *source*, de *marais* ou de *nappes souterraines*. La meilleure est celle des grands fleuves et des larges rivières qui coulent rapidement sur un lit de roc ou de sable, captée loin des habitations et le plus près de leur source.

De nombreux sels calcaires, des déchets de tissus animaux et végétaux et une multitude de micro-organismes, inoffensifs ou malsains, peuvent vicier la pureté de l'eau ; or, d'une facon générale, une eau peut être considérée comme *bonne, potable* et *inoffensive* quand elle est fraîche, limpide et inodore ; quand sa saveur est faible, qu'elle n'est ni désagréable, ni fade, ni salée, ni amère, ni douceâtre ; quand elle ne contient pas de matières étrangères ; quand elle tient suffisamment d'air en dissolution ; quand elle dissout rapidement le savon sans former de grumeaux et qu'elle cuit très bien les légumes sans les durcir. Enfin, normalement, elle doit avoir une température moyenne de 8° à 15°. Ce sont les différentes qualités de l'eau véritablement potable. La valeur de l'eau varie selon son origine.

L'eau de *pluie* est bonne à boire et se prête bien aux usages domestiques ; néanmoins on ne doit pas utiliser les premières gouttes qui tombent des nuages, ni l'eau qui aurait pu séjourner pendant longtemps sur les toitures de zinc ou de plomb, dans les tuyaux de conduite ou dans les gargouilles, ni enfin celle qui aurait pu croupir dans des milieux ombragés et humides. L'eau des *neiges* et des *glaces fondues*, qui, à certaines époques de l'année, après l'apparition des beaux jours chauds et ensoleillés, peut fournir des immenses quantités de liquide potable, offre les défauts et les dangers de l'eau de pluie ; comme elle, elle peut être lourde, fade, indigeste, chargée de corpuscules animaux, de détritus quelconques et de matières organiques qui peuvent entrer rapidement en fermentation ou se putréfier et rendre ainsi malsain l'usage de cette eau ; prises en boissons, ces eaux peuvent provoquer en outre des coliques et des diarrhées rebelles. Ces eaux, très peu utilisées dans les villes, rendent des services énormes dans les pays du Nord et dans les régions montagneuses ; dans les campagnes, l'eau de pluie est parfois d'un grand secours pour les bêtes et pour les gens, aussi bien en hiver que pendant les lourdes journées de l'été.

Les eaux de *source* sont généralement excellentes, surtout quand le sol et les terrains qui les reçoivent ne sont ni vaseux, ni chargés de matières organiques en décomposition, ni entourés de marécages ou de marais. Les eaux de *puits*, dans les villes et les agglomérations ouvrières, sont peu propres aux usages domestiques et surtout à la boisson ; ces eaux sont peu aérées, chargées de sels de chaux, lourdes, dures, cuisent mal les légumes, ont une saveur et une odeur désagréables, fatiguent l'estomac et sont peu salubres. Néanmoins, dans les villages, par suite de l'absence des infiltrations nocives et de la non imprégnation des terrains par des matières aisément putrescibles, cette eau directement prise dans les puits est moins mauvaise. Dans tous les cas, pour éviter toute infiltration fâcheuse, les puits des villages ne devront être creusés que loin des habitations, des étables, des cimetières et des tueries ; ils seront profonds, couverts et souvent nettoyés ; les mêmes précautions seront également prises dans les petites villes en ayant soin de choisir un sol exempt de contamination possible, loin des fosses d'aisances, des égouts et des dépotoirs. Heureusement que, dans les grandes villes, les puits tendent à disparaître.

Les eaux conservées dans les *citernes* sont très précieuses et leur usage peut rendre de très grands services quand d'autres sources d'eau ne se trouvent pas à proximité ; néanmoins il est nécessaire que les eaux soient aérées, propres et limpides quand on en fait une consommation alimentaire. Quant aux eaux provenant des *étangs*, des *marais*, des *lacs* et des *mares*, leur absorption est souvent, pour ne pas dire toujours, malsaine, désagréable et repoussante, parfois même dangereuse en raison des matières salines, minérales et animales, qu'elles contiennent en dissolution ou en suspension et qui les altèrent d'une façon plus ou moins grave. Les eaux de quelques lacs font seules exception (Lac de Genève, lac du Bourget, etc.). Quant à l'eau de *mer*, elle est imbuvable ; certaines manipulations et différents procédés chimiques peuvent en rendre l'usage acceptable, mais elle reste toujours fade et insipide ; cependant, sur les navires aux longs cours, on la rend potable par la distillation et son usage est rendu ainsi journalier ; mais à la longue elle finit toujours par fatiguer l'estomac.

Toutefois l'eau, quelle que soit son origine, n'a pas toujours les qualités voulues pour être potable, c'est-à-dire pour être saine, agréable et salubre ; elle est souvent chaude ou froide, non aérée, chargée de substances étrangères aisément putrescibles qui détruisent sa pureté ou d'émanations gazeuses qui altèrent sa sapidité. De ce fait, un grand nombre d'eaux ne pourraient servir à la boisson et pour obvier à ces inconvénients, différentes méthodes sont employées pour la purifier, la rendre buvable et faciliter son emploi dans les usages domestiques. Parmi les méthodes que l'on met en pratique chaque jour, se trouvent : 1° la *filtration*, exécutée à l'aide du sable, de la pierre, de la laine, des feutres, des tissus spongieux et des corps poreux, non solubles, susceptibles d'arrêter au passage les corps étrangers qui se trouvent dans le liquide : actuellement la filtration sur porcelaine et le filtre Chamberland donnent une pureté parfaite, même aux eaux les plus mauvaises. On trouve d'ailleurs, dans le commerce, un grand nombre de ces filtres pratiques, tels que fontaines-gourdes, carafes, blocs de charbon, etc., etc., qui, le plus souvent, suffisent pour filtrer les eaux ordinaires, non contaminées par des toxines ou des germes infectieux ; 2° la *dépuration* opérée, soit par le repos, soit par l'addition de quelques corps acides, tels que le suc de citron, l'acide tartrique, l'alun, le carbonate de potasse, le permanganate de potasse, le vinaigre, etc.; 3° le *rafraîchissement* en plongeant les vases contenant l'eau dans d'autres vases contenant de la glace, de la neige, ou des mélanges réfrigérants ; ou bien en descendant ces vases, fermés hermétiquement dans des puits, des citernes ou des caves très froides ; ou bien encore en se servant de vases assez poreux (tels les alcarazas, les bouteilles entourées de plantes grimpantes, etc.), pour laisser le liquide suinter à sa surface s'évaporer lentement et abaisser la température intérieure; 4° l'*ébullition*, suivie de l'*agitation* ou du *battage* afin de rendre à l'eau l'air qu'elle a perdu en bouillant. Cette méthode, très ancienne, encore en usage chez les Chinois pour purifier les eaux stagnantes est très pratiquée de nos jours ; par cette ébullition un grand nombre d'infusoires et de germes pathogènes sont détruits ainsi que les œufs de certains parasites. Partout où règne une épidémie de fièvre typhoïde ou de cholérine, de diarrhées suspectes ou d'helminthiase intestinale, on devra faire bouillir l'eau pendant quelques minutes et, une fois refroidie, l'agiter ou la battre pendant un instant avant de s'en servir ; 5° la *distillation* qui est le moyen le plus parfait de purification, s'effectue au moyen d'alambic et s'emploie surtout quand on veut rendre potable de grandes quantités d'eaux impures, l'eau de la mer ou l'eau de marais stagnants ; la distillation doit être également suivie du battage ; 6° enfin l'addition de charbon pulvérisé à l'eau troublée par des impuretés, ou la filtration de cette eau à travers un bloc de charbon, rend d'assez grands services, surtout dans les voisinages des villes ; le charbon par sa porosité et par sa propriété d'absorber les gaz enlève à l'eau les détritus qu'elle contient, l'odeur ou la saveur putrides qu'elle peut avoir contractées, et, de ce fait, la rend propre à la consommation domestique.

Ces manipulations doivent avoir lieu toutes les fois qu'il est nécessaire, car on ne saurait trop prendre de précautions quand on fait usage d'eau, soit comme boisson, soit comme élément d'alimentation, surtout quand cette eau est utilisée sans avoir subie d'ébullition préalable.

Les eaux peuvent contenir différents produits nuisibles à la santé.

D'abord, quoique primitivement pures et exemptes de toute souillure, les eaux peuvent devenir nuisibles par suite de *contaminations toxiques* par des sels métalliques Les *sels de fer* sont inoffensifs ; il en est de même des *sels de cuivre* à cause de leurs quantités minimes et qui, à cette dose, écartent tout danger possible. Il arrive, au contraire, souvent des accidents avec les *sels arsenicaux* qui se trouvent au voisinage des usines, de même qu'avec les *sels de plomb* qui exercent sur l'organisme des ravages toujours pernicieux. Ce sont surtout les tuyaux de conduite ou d'adduction qui causent le plus d'accidents à cause du *plomb* qui entrait, autrefois en grande quantité dans leur fabrication ; aujourd'hui presque partout, ces tuyaux vecteurs sont étamés ou sont en étain ou en en fonte et cette substitution a eu d'heureux effets. Les *sels de zinc* peuvent également être dangereux par suite de la dissolution de ce métal.

Dans ces conditions, on devra ne jamais employer en boisson ou en préparation culinaire, une eau, même parfaite à tous les égards, qui aurait séjourné dans des récipients de fer, de zinc, de plomb, ou même de cuivre, car il peut se produire, alors, des accidents parfois graves.

A côté de ces éléments divers qui sont nuisibles à la santé, l'eau peut encore contenir des germes insalubres ou nocifs en quantité plus ou moins considérable et parmi ces germes, les *parasites* occupent une place importante. Avec les eaux malpropres, contaminées, et non soumises à une ébullition préalable, beaucoup de parasites sont avalés sous forme d'œufs : sous l'action des sucs digestifs, ces œufs embryonnés sont mis en liberté et se cantonnent dans les organes où ils achèvent leur évolution. Dans ce parasitisme grossier, on rencontre, logés dans l'intestin, l'*ascaride*, l'*oxyure*, le *trichocéphale*, l'*amœba*, la *linguatule*; d'autres parasites, après des phases d'évolution diverses, se rencontrent également, soit dans l'intestin, soit dans le sang, soit dans d'autres organes, tout en tirant leur origine directe ou indirecte de l'eau prise en boisson ; tels sont les *tœnias*, les *botriocéphales*, la *douve*, les *filaires*, etc. D'autres animaux, plus élevés en organisation, peuvent être également absorbés pendant la déglutition des liquides. Les *tœnias*, les *lombrics*, les *ascarides*, l'*ankylostome*, certaines *filaires*, les différents *anguillules*, etc., se rencontrent avec une fréquence énorme et peuvent provoquer par leur présence chez l'homme, comme chez l'animal, des désordres considérables dans l'organisme. A côté de ces parasites, de nombreux petits animalcules et une multitude de microorganismes se rencontrent dans l'eau et parmi ceux-ci ce sont les *algues*, les *infusoires* et les *entomostracées* que l'on trouve le plus souvent, ainsi qu'une infinité de champignons et de moisissures. Les uns sont inoffensifs, les autres sont nocifs ou pathogènes.

De nombreuses *bactéries* souillent les eaux; elles peuvent provenir de l'air, des détritus et des poussières des puits ou des mares, des puisards et des canalisations qui reçoivent des infiltrations souterraines. C'est ainsi que le bacille de la *fièvre typhoïde*, le bacille du *choléra*, le *coli-bacille* ou germe des diarrhées spéciales, le bacille *tuberculeux*, l'hématozoaire des *fièvres paludéennes*, et même (plus que certainement) les microorganismes qui constituent le *goître*, se rencontrent dans les eaux. De nombreuses bactéries pathogènes pour les animaux se trouvent également dans les eaux d'alimentation, dans les mares, les rigoles et autres courants et se propagent avec une surprenante rapidité.

L'eau la plus pure, captée dans les meilleures conditions sanitaires possibles, ne tarde pas le plus souvent, à être contaminée bien avant le moment de son ingestion. L'eau des grandes villes, surtout quand elle est conservée dans des bassins, des réservoirs ou des fontaines publiques et qu'elle est en contact avec des tuyaux en bois, en fonte, en tôle, en terre ou en cuivre, peut également être altérée, soit par suite de son séjour dans ces locaux d'attente, soit par le temps nécessaire à son trajet, soit par les corps étrangers qui s'y mélangent, soit, enfin, par la destruction ou l'oxydation des tuyaux. Les infiltrations et la contamination terrestre ou aérienne finissent, en peu de temps, par polluer et infecter les eaux les plus saines.

Devant l'infinité et la multitude de ces causes d'insalubrité, on devra, pour éviter toute atteinte possible à la santé, choisir d'une façon toute particulière les liquides destinés à l'alimentation et les purifier avec le plus grand soin avant d'en faire usage. L'eau ingérée soit pure, soit coupée avec d'autres liquides, doit présenter avant tout des qualités de *fraîcheur*, de *limpidité*, de *couleur*, de *saveur* et d'*odeur* agréables ; elle ne doit pas séjourner trop longtemps dans les récipients qui la renferment et elle devra ne pas subir d'altérations ni de contamination venant soit de l'extérieur, soit de l'intérieur. Dans les maisons, tant dans les villes que dans les villages, on conservera l'eau alimentaire en la recevant, non dans des vases en cuivre, en fer ou en plomb, qui lui donnent une saveur désagréable et souvent des propriétés toxiques, mais dans des jarres de terre ou de faïence vernissées ; les fontaines de grès, de marbre ou de pierre, placées dans un endroit aéré, sec et frais, seront les meilleurs réceptacles pour une durée maxima de vingt-quatre à trente-six heures; en outre ces fontaines, de capacité suffisante pour les usages du ménage, seront entretenues avec une grande propreté. L'eau destinée aux manipulations courantes, se conservera dans un seau de faïence ou de tôle émaillé, ou dans un récipient en zinc étamé. L'eau de table sera filtrée, comme il a été dit plus haut, ou soumise à l'ébullition et au battage avant d'être ingérée.

L'eau ne sert pas seulement à la boisson, elle est aussi le véhicule propre à la cuisson d'un grand nombre d'aliments.

L'eau, comme boisson, est le liquide le plus *ordinaire*, le plus *sain* et le plus *indispensable* à l'homme. Elle réussit, *prise pure*, à la généralité presque absolue des individus; additionnée d'une légère quantité de vin blanc ou rouge, de cidre ou de poiré, elle est la base de la consommation alimentaire de la majeure partie des habitants de notre pays; mélangée, en proportion diverses avec des sirops, de l'eau-de-vie, du rhum, du café, des tranches de fruits, etc., elle sert à étancher la soif entre les repas, ou bouillie avec des plantes aromatiques, elle stimule et facilite la digestion des aliments solides. Une infinité de substances alimentaires exigent la présence ou l'introduction de l'eau dans leur préparation et la pharmacie elle-même ne saurait presque jamais s'en passer pour la confection des potions, des collyres, des solutions et autres manipulations officinales.

Enfin l'eau, aussi bien à l'intérieur qu'à l'extérieur, forme la base de tout un système médical et thérapeutique, connu sous le nom d'*hydrothérapie*.

L'eau froide *stimule*, *tonifie*; l'eau tiède *relâche*; l'eau chaude excite, l'eau bouillante *brûle* et *rubéfie*. Prise à la température ordinaire, l'eau rafraîchit l'organisme, calme la soif, aide la digestion en délayant les substances alimentaires et en multipliant leurs points de contact avec les sucs gastriques enfermés dans l'estomac. Elle répare les pertes causées par la transpiration et les autres excrétions, elle rend au sang la fluidité qui lui est indispensable pour accomplir ses fonctions et elle *nourrit* réellement, car elle prolonge ou entretient d'une façon manifeste les jours des malheureux qui sont privés de tout autre aliment solide ou liquide. Enfin de nombreuses et indiscutables observations prouvent que l'usage de *l'eau pure en boisson*, conserve les forces, maintient l'intégrité de la santé, prolonge la durée de l'existence, maîtrise la violence des passions et donne aux facultés intellectuelles une activité et une puissance parfaites.

Le physique et le moral des *buveurs d'eau*, ne sont donc pas inférieurs, comme on se plaît à le dire dans certains milieux, à ceux des autres hommes, buveurs de vin, de bière ou de cidre : au contraire! d'ailleurs l'histoire nous rapporte que *Pittacus*, *Démosthène*, *Charles XII*, *Locke*, *Haller*, *Milton*, *Chevreuil*, *Pasteur*, *Hugo*, *Zola* et beaucoup d'autres, célèbres par leur force et leur génie, ne buvaient exclusivement que de l'eau.

L'eau est la plus ordinaire des boissons : elle se prend glacée, froide, tiède ou chaude : les extrêmes températures doivent être évitées, car l'ingestion, surtout en grande quantité, d'eau glacée ou très chaude, peut provoquer des désordres graves, parfois mortels, par suite de syncope. D'une manière générale, on doit boire modérément ; l'eau peut être bue pure ou additionnée de quelques cuillerées de vin, c'est *l'eau vineuse*, ou de quelques gouttes de rhum, de cognac, de kirsch, c'est *l'eau alcoolisée* ; ou encore de quelques cuillerées de sucs de fruits, tels que groseilles, citron, orange, cerises, etc. : on a alors *l'eau de groseilles*, la *limonade*, les *orangeades*, *l'eau de cerises*. C'est ce que l'on appelle les *boissons aqueuses* acides, etc. : il en est de même avec les sirops, les sucres, les essences et les parfums, ce sont alors les *boissons aqueuses sucrées*.

L'eau peut encore être chargée artificiellement *d'acide carbonique* ; c'est l'*eau de seltz* ; sucrée et aromatisée, cette eau de seltz prend le nom de *limonade gazeuse*. Elle peut en outre contenir des principes médicamenteux, naturels ou artificiels.

Sous le nom d'*eaux minérales naturelles*, on désigne des eaux de sources naturelles auxquelles la nature des matières dissoutes communique des propriétés spéciales dont la médecine peut tirer parti pour la guérison, ou le soulagement, de certaines maladies aiguës ou chroniques. L'action des eaux minérales sur l'organisme est incontestable, mais cette action est souvent complexe et très difficile à apprécier.

D'une façon générale, on partage les eaux minérales en *thermales* ou *froides*, selon leur température à leur sortie de terre; selon leur principe minéralisateur, ces eaux sont classées en : 1° Eaux minérales *salines ;* ce sont celles qui sont chargées de sels très variés : on y trouve surtout des *sulfates* et des *chlorures*, de *l'iode* et du *brome :* telles sont les eaux de Bagnères, de Contrexéville, de Sedlitz, de Bade, de Bourbonne-les-Bains, de Bourbon-l'Archambault, de Challes, de Balaruc, etc. ; 2° Eaux *alcalines* : elles contiennent des principes fortement alcalins, bleuissant le papier de tournesol rougi par un acide et renferment de grandes proportions de bicarbonate de soude : telles sont les eaux d'Evaux, Plombières, etc. ; 3° Eaux *acidulées*, très abondantes et très répandues dans la nature, qui dégagent de l'acide carbonique en quantité plus ou moins grande, selon la richesse en bicarbonate alcalin, en présence d'une base ou de la simple chaleur : telles sont les eaux d'Evian, Mont Dore, Vals, Vichy, Saint-Nectaire, Ems, Royat, Saint-Galmier, Bourboule, etc. ; 4° Eaux *ferrugineuses*, qui renferment assez de fer et donnent la saveur de l'encre : très répandues et chargées de différents sels ferrugineux (oxyde de fer), les plus connues sont celles de Bussang, Auteuil, Plombières, Cransac, Luxeuil, Forges, Spa, etc. ; 5° Enfin les *eaux sulfureuses*, composées de sulfure soluble ou d'acide sulfydrique libre, se rencontrent également dans de nombreux terrains : Allevard, Barèges, Aix, Cauterets, Enghien, Bagnères, Bonnes, etc., sont les plus réputées. Il existe également d'autres classifications des eaux minérales, mais leur composition ne diffère pas pour ce motif.

Un grand nombre de ces eaux naturelles peuvent subir l'embouteillage et être exportées de façon à être prises au domicile même du patient ; d'autres ne peuvent être consommées que sur place.

Depuis de longues années, mais surtout depuis les

travaux remarquables ayant la chimie pour base, on a tenté d'imiter *artificiellement* les eaux minérales naturelles. Cette imitation ne peut, quelle que soit sa perfection, rivaliser avec les produits tirés de la nature; si par l'aspect, l'apparence, la saveur et l'odeur, elles peuvent donner le change aux eaux naturelles, au point de vue de leur composition et de leur action, elles ne peuvent arriver à prendre leur place, ni se substituer légitimement à elles. C'est ainsi que l'on trouve les eaux artificielles dites de Pulna, de Sedlitz, de Seltz, de Vichy, de Barèges, de Spa, de Vittel, etc. ; ces liquides ne sont nullement dangereux, au point de vue de la santé, mais ils sont loin de donner aux malades les résultats qu'ils sont en droit d'espérer des eaux minérales naturelles. Il existe d'ailleurs de nombreuses contrefaçons des eaux naturelles et mêmes artificielles.

Enfin, aussi bien en médecine et en pharmacie, que dans le commerce et l'industrie, on rencontre une infinité de substances qui portent le nom d'*eau* ; telles sont l'eau blanche, l'eau ardente, l'eau de cuivre, l'eau de javel, l'eau végéto-minérale, etc. ; ce sont des solutions aqueuses ou alcooliques de produits divers, qui n'ont de l'eau ordinaire que l'appellation ; elles ne sont pas d'ailleurs alimentaires pour la plupart.

## IV

# Boissons aromatiques.

Sous le nom de *boissons aromatiques*, on désigne des infusés aqueux tenant en suspension l'arome et quelques principes extractifs de certaines substances excitantes telles que le thé, le café, le cacao, etc. Ces boissons très agréables, assez recherchées dans toutes les classes de la société et surtout d'un prix très modique, stimulent l'organisme, relèvent les forces et, prises même à dose élevée, ne sont pas nuisibles à la santé. D'une façon générale, ces boissons se prennent chaudes, surtout après les repas, afin de seconder l'estomac dans ses fonctions digestives ; néanmoins, on peut les prendre à jeun, en guise de premier déjeuner.

Nous allons rapidement passer en revue les substances aromatiques les plus répandues dans l'alimentation.

Le *thé*, formé par les feuilles séchées de différents arbrisseaux de la famille des Théacées cultivés en plein champ en Chine, est connu en Europe depuis 1666 ; c'est aux Hollandais que l'on doit son importation. Depuis cette lointaine époque, l'usage du thé s'est implanté dans de nombreuses contrées, et cette boisson est devenue presque indispensable à un grand nombre de peuples. Ce sont surtout les Anglais qui en font une considérable consommation ; c'est la boisson nationale, car plus de 76.000.000 de kilogrammes sont infusés chez eux chaque année ! Les Hollandais, les Russes, les Anglo-Américains en consomment presque autant ; les Allemands beaucoup moins ; les Italiens très peu, les Espagnols à peine. En France, la consommation annuelle est très faible, bien que son usage ait augmenté dans de notables proportions depuis un certain temps ; mais alors que l'Anglais absorbe, en moyenne, *treize kilogrammes* de thé annuellement, le Français n'en emploie que *deux grammes* seulement.

Le thé *vert* et le thé *noir* sont les deux espèces de thé que l'on consomme de préférence. Cette différence tient aux modes de préparation que l'on fait subir aux feuilles du théa et varie d'ailleurs selon les pays d'origine. Les thés verts sont moins *torréfiés* que les thés noirs. On distingue dans le commerce une assez grande quantité de thés et les plus fins et les plus estimés sont, parmi les thés verts : le Hé-Chun, le Chou-Tcha ou poudre à canon, l'Impérial, le Ton-Kay, etc. ; parmi les thés noirs, les plus appréciés sont : le Pékoé, le plus fin, le plus aromatique et le plus cher : l'Orange Pékoé, le Pékoé d'Assam, le Koong-Foé, le Seaou-Chuny, etc. Ces thés peuvent se mélanger en différentes proportions et donner des variétés assez estimées tant au point de vue de la saveur qu'au point de vue de la tonicité et de l'énergie qu'elles provoquent.

Le thé contient des principes actifs, dont le plus énergique est une huile essentielle, nommée *théine*, analogue à la caféine du café ; c'est cet élément qui donne au thé sa puissance stimulante. Le thé agit à la manière des excitants les plus puissants, surtout chez les individus nerveux, irritables ou peu accoutumés à l'usage de cette boisson ; son action est souvent semblable à celle du café. Les deux espèces de thé n'agissent pas toujours d'une façon identique. L'usage du thé noir est d'un effet salutaire, c'est un excitant léger qui laisse sur l'organisme son empreinte pendant quelques heures ; le thé vert a une influence moins heureuse ; à l'excitation première survient peu après des troubles nerveux, des tiraillements d'estomac, des baillements, des soubressauts dans les membres et une fatigue générale ; si parfois l'habitude arrive à diminuer l'intensité de cette excitation, le plus souvent, au contraire, surtout chez les individus nerveux, apparaît une véritable intoxication, connue sous le nom de *théisme*. Néanmoins et quoi qu'il en soit, l'usage *modéré* du thé est hygiénique : il stimule l'organisme, facilite la digestion, réveille l'esprit et favorise la miction ainsi que la diurèse. C'est de plus un médicament assez utile et formellement employé contre les diarrhées, les mauvaises digestions, la somnolence, l'embarras gastrique, les dyspepsies, etc. ; de plus, il peut remplacer le café et les boissons alcooliques. Le thé est beaucoup moins nourrissant qu'on le croit ; car si à côté de son principe stimulant, la théine, il contient une certaine quantité de matière azotée, cette dernière n'est pas assez considérable pour être nutritive, même prise en grande proportion.

Les falsifications du thé sont nombreuses et, dans le commerce, on en rencontre d'avarié et de sophistiqué ; si ces falsifications sont anodines au point de vue hygiénique, quand il s'agit de l'addition de feuilles d'arbres ayant plus ou moins de ressemblance avec celle des théacées, il n'en est pas de même quand ce thé, déjà épuisé par l'eau bouillante, est remis dans le commerce après avoir été coloré artificiellement avec des sels de *cuivre*, de *plomb* ou d'*alun*. Aussi doit-on être très circonspect dans les acquisitions que l'on fait et se méfier des thés vendus trop bon marché.

Dans notre pays, le thé est infusé dans de l'eau bouillante pendant un quart d'heure ou vingt minutes avant d'être servi sur la table ; c'est la meilleure manière d'obtenir tout le parfum et l'arome qu'il contient. On le prend très chaud, sucré ou miellé, et quelquefois additionné de lait, de crème ou d'eau-de-vie. On le sert après les repas ; il peut également figurer, chaud ou froid, pur ou accompagné, dans les soirées, dans les bals et surtout aux five o'clok. Il constitue souvent, à lui seul, le déjeuner de quelques personnes à estomac débile ; les enfants doivent éviter ce régime.

Pour que le thé soit parfait au goût, on doit le préparer par infusion, dans des vases de faïence ou de porcelaine et jamais dans des vases métalliques qui communiquent à la liqueur une saveur désagréable.

Aux feuilles du théa, les habitants de l'Amérique méridionale préfèrent le *maté*, sorte de houx connu sous le nom d'*herbe* ou de *thé du Paraguay*, qu'ils emploient également en le faisant infuser dans de l'eau bouillante. Quelques personnes en font usage chez nous. C'est d'ailleurs un excitant analogue au thé, doué de certaines propriétés toniques et nutritives.

Le *café* est la semence du *coffea arabica*, arbrisseau de la famille des *rubiacées*, qui paraît avoir été connu des Hébreux et même des Grecs. Le café est originaire des contrées chaudes de l'Ethiopie et de l'Yémen d'où il a passé successivement dans l'Inde, aux Antilles, en Amérique, à Bourbon, à Constantinople, à Londres et à Paris. On sait que vers 1714, les magistrats d'Amsterdam en envoyèrent quelques plants à Louis XIV et que c'est un de ces pieds transporté à la Martinique par le chevalier Déclieux qui produisit dans la grande île la souche de nos cafés actuels.

Choisi de bonne qualité, torréfié convenablement et d'une façon modérée, réduit en poudre un peu grossière, à l'aide d'un moulin ou d'un pilon et d'un mortier, jeté de suite dans l'eau bouillante, ou placé dans un appareil spécial comme en fournit aujourd'hui le commerce et qui ne laisse rien à désirer, et soumis par deux fois à l'action de la vapeur d'eau et de l'eau bouillante, l'infusion de ces graines forme la base d'une boisson saine, stimulante, tonique et bon marché généralement appréciée et partout usitée.

La qualité du café n'est pas la même dans toutes les espèces ou variétés ; on en a la preuve en en faisant usage séparément.

Les principaux cafés que l'on trouve dans le commerce et qui servent à nos repas journaliers sont le café *moka* qui devient de plus en plus rare sur nos marchés ; son grain est petit, arrondi, roulé, de couleur jaunâtre, ayant la consistance de la corne, mais d'un parfum très prononcé et très agréable.

Le café de *Bourbon* et de *Java* occupe le second rang pour la qualité et la quantité ; jaune et un peu blanchâtre, son grain est moins arrondi et plus allongé que le moka ; il n'a presque pas d'odeur. Le café des *Iles* ou des *Indes occidentales* vient en troisième rang ; il est verdâtre et a une saveur herbacée ; celui qui provient de la *Martinique* et de la *Guadeloupe* est un des meilleurs. Ceux de *Surinam* et de la *Guyane Hollandaise* sont également assez recherchés. Depuis quelque temps la culture du café en *Afrique* donne de bons résultats.

Pour nos usages domestiques, on a l'habitude de

mélanger plusieurs sortes de café et ce mélange a pour effet d'abaisser le prix de la marchandise tout en donnant un produit agréable ; le Bourbon, le Martinique et le Zanzibar, forment un excellent ensemble, condensant les différents aromes et les qualités diverses des graines de coffea.

Dans l'alimentation on ne se sert pas de café vert : il subit la torréfaction avant d'être employé. Cette opération, fort délicate, consiste à griller, en présence de l'air, les graines du caféier, lentement et sans brusquerie, à une température de 200 à 250 degrés ; si on dépassait cette température ou si on arrivait trop rapidement à ce degré de chaleur, l'huile essentielle du café serait volatilisée et le parfum détruit.

Le principe actif du café, la *caféine*, analogue à celui du thé, donne à l'organisme un stimulant énergique qui peut être nuisible quand on en fait un abus. Comme l'usage du thé, l'usage du café a ses avantages et ses inconvénients. L'excitation qu'il porte et qu'il provoque dans toute l'économie, principalement dans les fonctions cérébrales, exige quelques précautions, surtout de la part des enfants et des jeunes gens, des sujets nerveux, irritables ou atteints d'affections rénales ou vésicales. Les uns et les autres ne doivent se livrer à une coutume si généralement répandue qu'avec prudence et modération s'ils ne veulent pas, par suite d'un abus intempestif, se priver pour toujours d'une boisson de très grande valeur et de haute utilité, à nulle autre comparable sous le rapport tonique, stimulant et réconfortant.

Le café se prend à jeun, aux repas, ou après les repas, chaud ou froid : on le boit pur et c'est ainsi qu'il provoque la plus agréable saveur ; les vrais amateurs le consomment de cette façon. Cependant la majorité des individus y ajoutent du sucre, du miel, de la cassonade ou de la saccharine. Presque partout on a pris la mauvaise habitude d'y ajouter de l'eau-de-vie, du rhum, du kirsch, voir même de l'absinthe ! C'est une pratique déplorable. Enfin, certaines personnes, et leur nombre est grand, le préfèrent avec une addition de beurre, de crème ou de lait. Pris avec du lait, le café forme la majeure partie des déjeuners du matin ; c'est une excellente boisson, surtout chez les enfants et les femmes, qui ne prédispose nullement aux multiples inconvénients que les préjugés stupides lui attribuent !

Si un peu de chicorée ne nuit pas à la confection du café, il est bon de ne pas abuser de ce condiment accessoire qui, par son amertume et son âcreté, détruit ou masque l'arome pur du café ; d'ailleurs la sophistication et l'adultération se chargent assez de ce soin sans que l'on prenne la peine d'ajouter encore à l'habitude des commerçants ; car, comme pour le thé, plus même que pour lui, la fraude existe pour le café dans de grandes proportions. Ces sophistications sont multiples et sont en rapport avec l'énorme consommation de ce produit. Les cafés avariés soit pendant la récolte, soit en cours de voyages, soit pendant le séjour dans les entrepôts, subissent différentes préparations pour pouvoir être vendus ; on les colore avec des matières, toxiques le plus souvent, tels que le chromate de plomb ; on fabrique des grains artificiels avec de l'argile, de l'amidon, de la chicorée pulvérisée, ou du sable comprimé ; on se sert des vieux marcs que l'on moule en leur donnant l'apparence des grains véritables ; on mélange au café pulvérisé de la poudre de tannin, de l'écorce de chêne, des glands écrasés, etc., etc., et si partout aujourd'hui, on peut décéler la fraude, partout également la fraude la plus éhontée tend à s'installer en maîtresse absolue...

En médecine l'infusion de café sert à combattre la somnolence, les céphalées, l'assoupissement, les diarrhées rebelles ; on l'emploie pour stimuler les contractions de l'estomac, pour activer les sécrétions urinaires, pour exciter le système musculaire et nerveux et surtout pour produire l'activité cérébrale ; il est également mis en usage pour dissiper l'action de l'ivresse, de l'opium, du tabac et d'un grand nombre de toxiques ; dans certains cas les lavements de café rendent de grands services ; de plus il est légèrement doué de pouvoirs antiseptiques.

Si pendant longtemps le café a été injustement méprisé, aujourd'hui il a pris sa revanche, car chaque français consomme annuellement, en moyenne, *deux* kilos de café ! Chaque individu prend au moins une tasse de café par jour et grands et petits, riches ou pauvres, s'empoisonnent comme l'ont toujours dit les détracteurs invaincus d'un produit savouré avec passion par la multitude des peuples. mais s'empoisonnent *bien lentement*, ainsi que le disait Fontenelle qui est mort à l'âge respectable de 101 ans. après avoir bu. comme Voltaire, *cent tasses de café par jour*. pendant de longues et longues années !

Parmi les substances indigènes proposées comme succédanées du café. on trouve dans le commerce le *café chicorée*. ou racine torréfiée et pulvérisée du *chicorium intybus* ; cette préparation ne mérite aucune faveur comme substance stimulante. Il en est de même des fruits du chêne ou *café de gland*. des *pépins* de raisin. de l'orge, du maïs. des enveloppes des graines de cacao, des cacaouëttes. des fèves, etc.. etc. ; ces *cafes* hygiéniques n'ont de café que le nom qu'ils usurpent et on doit les rejeter avec empressement. S'ils ne sont pas nuisibles. ils n'ont absolument rien d'utile pour l'organisme.

La *coca*, arbuste qui croît d'une façon abondante au Pérou. contient dans ses feuilles un principe tonique et fortifiant ; cette feuille qui n'entre pas dans notre alimentation ordinaire à l'état naturel. est très recherchée chez les Péruviens à cause de ses vertus et de ses principes nutritifs. Desséchées et roulées en forme de tabac à chiquer, ces feuilles sont mâchées par les Indiens ; elles provoquent une abondante salive que les chiqueurs avalent sans cesse ; sous cette influence. la force s'accentue, le travail paraît moins pénible et le besoin de manger se fait peu sentir. (C'est surtout en ancsthésiant les parois du tube digestif que ces feuilles de coca retardent l'appétit et diminuent la sensation de la soif et de la faim). A haute dose. la coca peut exciter d'une façon considérable le système nerveux et provoquer à la longue de la dyspepsie. de l'ictère. de la lassitude généralisée. de l'insomnie et même la mort.

Le principe actif contenu dans les feuilles de l'arbre dont on retire la coca, est la *cocaïne*, analgésique et anesthésique puissant, très utilisée de nos jours dans l'art médico-chirurgical.

C'est dans les préparations pharmaceutiques que se rencontre, chez nous, la coca et c'est sous ces formes qu'elle est absorbée à haute dose ; les vins, les liqueurs, et les élixirs qui contiennent de la coca sont nombreux ; ils se boivent purs le plus souvent ; mais dilués dans une grande quantité d'eau froide, tiède ou chaude, ils peuvent fournir une boisson stomachique agréable, assez aromatique et fortifiante,

Le *cacaoyer*, est un arbre d'une quinzaine de mètres de hauteur qui croît surtout dans l'Amérique méridionale, dont les graines nous donnent le *cacao*, aliment de grande valeur qui fut connu en France et introduit à Paris au retour du mariage de Louis XIV avec l'infante Marie-Thérèse d'Autriche en 1660.

Le *cacao* réduit en poudre et infusé dans de l'eau ou du lait, est une boisson aromatique assez agréable et très nutritive ; elle peut se prendre chaude ou froide et dans ce cas désaltère aisément ; mais c'est surtout sous forme de *chocolat* que la poudre du cacao est partout employée dans l'alimentation.

L'usage du chocolat remonte également au XVIIe siècle. Le goût, dit Brillat-Savarin, ce grand maître des cérémonies du palais humain, a trouvé dans cette substance un mets exquis, succulent, aromatique, un mets qui réjouit tous les estomacs, qui convient à tous les sujets, enfin un mets des Dieux, comme l'indique d'ailleurs son nom étymologique de Théobrome (*Théos*, Dieu, *broma*, nourriture).

Le chocolat est préparé avec les semences du fruit du cacaoyer : ces graines sont choisies saines et entières, mondées, torréfiées et broyées à chaud avec du *sucre* et des *aromates*. Le refroidissement et les moules faits exprès pour le recevoir encore chaud et fluide, donnent les formes aussi nombreuses que diverses qu'on lui trouve dans le commerce. Le chocolat est rare à cet état, il renferme actuellement presque toujours des *fécules*, tels que le sagou, l'arrow-root, le salep, la pomme de terre, la châtaigne, et des substances aromatiques ; avec cette addition de matières, il est beaucoup plus nourrissant et se digère mieux.

Bien préparé, exempt de farine de blé, de riz, de lentilles ou de fèves, d'amidon, de beurre et d'huile, préparé avec du sucre et non avec de la saccharine, chose peu rare de nos jours et que l'on rencontre dans tous les chocolats communs et à bas prix, cet aliment ne doit pas *s'épaissir* quand on le prépare à l'*eau* ou au *lait ;* on ne doit également le servir qu'après l'avoir fait *mousser* dans la chocolatière, afin de le rendre plus léger, plus délicat et plus facile à digérer. Quelques personnes ajoutent encore à ses propriétés restaurantes et fortifiantes en y mêlant un jaune d'œuf. Le chocolat est un aliment de premier ordre et on sait que les Indiens, les Américains, les Italiens et les Espagnols en font une immense consommation, surtout comme boisson journalière, et qu'ils l'emploient peu sucré ; c'est un adjuvant aux aliments habituels et il remplace très souvent l'eau, le vin ou les autres boissons prises aux repas.

On retire en outre du cacao une matière graisseuse abondante, connue sous le nom de *beurre de cacao ;* cette matière est souvent remplacée dans les chocolats vulgaires par une graisse quelconque. On sait enfin que de très nombreuses préparations pharmaceutiques ont pour base le chocolat.

Le chocolat, au lait ou à l'eau, pris chaud, froid ou glacé, convient à tous les tempéraments et à tous les âges ; néanmoins certains estomacs délicats le supportent mal et alors il est remplacé par le racahout, produit de fabrication industrielle.

Le *racahout* est composé de cacao très pur, de salep ou de fécule de riz, de pommes de terre, de sucre et de vanille ; c'est une préparation très tonique qui convient surtout aux enfants du deuxième âge. Il s'accommode à l'eau ou au lait.

En dehors de ces boissons aromatiques, naturelles pour ainsi dire, on peut mélanger aux liquides chauds ou froids qui servent à désaltérer, un grand nombre de substances qui en relèvent la fadeur et leur donnent un parfum spécial. Ces boissons aromatisées sont très répandues dans le régime alimentaire et elles influent d'une façon toute particulière sur l'insalivation, sur la digestion, sur l'appétit et sur la nutrition générale ; elles provoquent en outre des effets spéciaux soit sur la modération de la sensibilité des organes du goût, soit sur l'excitabilité de cette même sensibilité. Elles peuvent encore avoir une influence marquée sur la sécrétion des urines ou de la sueur. Telles sont, d'une façon générale, les infusions et les tisanes qui ont toutes, plus ou moins, une action quelconque sur l'organisme.

Les *tisanes* se préparent par infusion, par décoction ou par macération ; on doit les confectionner au moment le plus rapproché possible de celui de leur emploi afin d'éviter toute déperdition dans leur arome. On devra faire subir une ébullition plus ou moins prolongée aux substances vertes (feuilles, tiges, fruits) et inodores ; l'ébullition sera longtemps maintenue quand on préparera des tisanes avec des substances dures, telles que l'orge, le riz, les écorces et les tiges et les racines sèches ; toutes les fleurs sèches odorantes et toutes les substances aromatiques seront, de préférence, soumises à une simple infusion dans l'eau bouillante. Dans tous ces cas, on aura soin de filtrer ces tisanes avant d'en faire usage, soit à travers un linge fin, soit à l'aide d'une passette, soit en les décantant, afin de les obtenir claires et limpides. Le choix des plantes destinées à la préparation des tisanes ne doit pas être indifférent ; très souvent les infusions sont inefficaces parce que la matière première est, elle-même, de mauvaise qualité ; les diverses *espèces* dont on se servira devront toujours être achetées chez les pharmaciens ou les herboristes et non chez les épiciers ; on évitera, autant que possible, de se servir des fleurs, feuilles ou racines qui auront traînées dans des vieux meubles, dans des vieux placards ou des vieux papiers qui peuvent leur communiquer des moisissures, des odeurs désagréables ou des saveurs mauvaises. On se méfiera aussi des plantes que l'on récolte soi-même, les erreurs pouvant être souvent plus que funestes.

---

V

## Boissons fermentées.

Dans la classe des boissons fermentées, boissons qui occupent une place si considérable dans l'alimentation, viennent se placer le *vin* et ses différentes espèces : les *cidres* et les *poirés* ; la *bière*, l'*alcool* et quelques autres liquides en usage dans différents pays.

On donne le nom de fermentation alcoolique à la transformation chimique des sucres en alcool et en acide carbonique, sous l'influence de la chaleur, de l'air, de l'eau et d'un élément actif, nommé *ferment*, analogue à la levure de bière.

Le *vin*, le fils de la vigne, comme le disait Anacréon, ou le lait de Vénus, comme le disait Pindare, est un liquide obtenu, comme chacun le sait, du suc du raisin par la pression et à l'aide de la fermentation.

Considéré d'une façon générale, le vin est constitué par des acides tartrique, malique et carbonique ; par une matière extractive, le tartre ; par une matière colorante, par une huile volatile appelée *œnanthine* et de laquelle dépend le *bouquet naturel* du vin ; par de l'alcool et de l'eau.

Je ne parle, bien entendu, que des vins naturels, issus directement et sans intermédiaire des raisins frais.

Les vins sont de plusieurs *couleurs* ; il y en a de rouges, de blancs, de gris, de rosés, de paillés ; leur couleur dépend du mode de fabrication et du degré de la matière colorante que contient l'enveloppe du grain de raisin. Leur *saveur* est également très variable ; les uns sont doux, sucrés, piquants et pétillants ; les autres sont durs, âpres, secs, amers, rudes, etc. ; c'est ce qu'on nomme le goût de *terroir*.

Parmi les *vins rouges*, regardés comme les plus fortifiants, les plus sains et les plus nutritifs, les plus salubres pour les sujets nerveux et les moins énivrants on doit placer en première ligne ceux de *Bordeaux*, vins qui, après avoir vieilli ou voyagé sur mer, après s'être dépouillés d'une partie de leur matière colorante et extractive, acquièrent une belle couleur rouge, un goût fin et recherché, un bouquet suave et délicat qui les rendent agréables pour tous les estomacs valides ou convalescents. Les vins rouges les plus estimés du bordelais viennent des crus de Château-Margaux, Château-Laffite et Château-Latour dans le Haut-Médoc ; du château Haut-Brion, dans la contrée dite de Graves. Comme vins de *Bourgogne*, plus excitants que les précédents, bien qu'ils ne soient pas plus riches en alcool, d'un goût plus suave et supportant plus facilement l'eau, on peut citer plus particulièrement ceux de Romanée, de Chambertin, de Clos-Vougeot, de Saint-Georges, de Richebourg, etc. ; puis ceux de Nuits, de Volnay, de Chambolle, de Frémeau, de Beaune, de Pomard, de Meursault, de Moulin-à-Vent, etc., dans la Côte-d'Or et le Mâconnais. Les vins du *Dauphiné*, sont ceux de l'Ermitage, de Méol, de Muret, de Roucoule ; ces derniers crus participent de ceux de Bordeaux et de Bourgogne. Les vins rouges de la *Champagne*, moins estimés que les blancs, sont ceux de Verzi, de Verzenai, de Mailly, de Saint-Basle (Marne), de Jeugny, d'Avirey, des Riceys, de Javernant, de Villery (Aube). La Côte rôtie (Rhône) est la contrée du *Lyonnais* qui donne le meilleur vin. Enfin les vins du *Nord*, comme ceux du *Rhin*, ne sont bons qu'à l'âge de dix, quinze ou vingt ans, époque à laquelle ils se sont complètement dépouillés de leur tartre et de leur âpreté ; ces vins peuvent d'ailleurs se conserver pendant plus de cent ans. La *Touraine*, l'*Orléanais*, la *Lorraine* et toute la région du *Midi* de la France donnent encore des vins de très bonne renommée et de haute qualité.

Les *vins blancs*, vins acides, légers, diurétiques, plus agréables au goût et à l'odorat mais plus énivrants, sont moins nourrissants mais plus désaltérants que les précédents. Ils conviennent davantage aux personnes sanguines, mais moins aux sujets irritables et nerveux. Ils montent facilement à la tete, mais l'ivresse qu'ils produisent est peu durable. moins aiguë et moins dangereuse que celle des vins rouges, à moins qu'on ne les mèle à ces derniers. Les vins blancs de premières marques sont ceux de Sillery, de Haut-Villiers (Champagne), de Mont-Rachet (Bourgogne), de Barsac, de Sauternes, de Villenave-d'Ornon (Bordelais), de Château-Grillet, de Saumur (Loire), de l'Ermitage (Dauphiné), de Madère, de Xérès (Espagne), de Rivesaltes, de Perpignan, du Roussillon (Pyrénées-Orientales), de Johannisberg, de Steinberg, de Hochleim (duché de Nassau), etc. Viennent ensuite, en secondes marques, les vins de Chablis, de Meursault, de Tonnerre (Bourgogne), ceux de l'Arbois, de Coudrieu, de Saint-Péray et enfin de Pouilly. D'ailleurs, depuis trente ans, les efforts les plus considérables tendent à faire apparaître des cépages de haute qualité dans différentes régions vignobles et ces efforts semblent être couronnés de succès.

Les vins blancs peuvent aussi être rendus *mousseux*; c'est surtout en Champagne, à Aï et à Epernay que l'on se livre en grand à cette industrie éminemment française et que l'on travaille les vins blancs légers et mousseux; néanmoins à Saumur, à Saint-Péray, à Arbois et dans quelques autres régions on *champagnise* certains vins blancs qui jouissent également d'une bonne réputation.

Depuis un certain laps de temps la thérapeutique fait un grand usage des vins de Champagne; néanmoins tous ces vins ne conviennent pas aux malades, aux débiles ou aux convalescents. Pour éviter cet inconvénient malheureux la maison de Champagne E. Mercier, d'Epernay, a introduit dans le commerce une marque spéciale, le *champagne des convalescents*, qui est un véritable produit de pur vin mousseux destiné aux nombreux individus qui ont besoin d'un tonique et d'un vin de haute valeur.

Les *vins sucrés* ou de *liqueurs*, qui depuis un certain temps tendent à se répandre d'une façon exceptionnelle tant comme vins de desserts que comme vins de gouter ou de soirées, sont beaucoup plus alcooliques, plus excitants et plus toniques que les vins précédents. On les recherche surtout pour leur goût agréable, pour leur finesse, pour leur arome et pour leurs effets réconfortants ; ils ne conviennent pas d'ailleurs à tous les estomacs et ne doivent être pris qu'en de très faibles proportions. En France, les vins de liqueur qui sont les plus estimés sont les *Muscats* de Rivesaltes, de Frontignan, de Lunel ; les vins de *paille* du Dauphiné, de l'Alsace, de l'Ermitage ; le *Banyuls*, et quelques *Alicantes*. A l'étranger, on estime au plus haut point les vins liquoreux de *Tokay* (Hongrie), le *Lacryma-Christi* (pied du Vésuve), le *Tinto*, (d'*Alicante*) le *Tintilla*, le *Rota*, le *Malvoisie*, le *Grenache*, le *Xerès*, le *Pedro Ximenès*, le *Madère*, le *Malaga*, le *Marsala*, le *Porto*, le *Parajète*, le *Samos*, etc. ainsi que quelques vins blancs ou rouges de Grèce et du cap de Bonne-Espérance. L'Algérie donne également une sorte de Muscat assez agréable. Tous ces vins sont très alcooliques, je le répète, et ne conviennent pas aux estomacs irritables, nerveux et malades.

Les vins, quand ils sont naturels, ne sont bons qu'autant que leur couleur, leur saveur, leur limpidité et leur odeur ne laissent rien à désirer. D'ailleurs l'école de Salerne a posé en principe : *vina probantur odore, sapore, nitore* et *colore* et les dégustateurs, les connaisseurs et les gourmets de notre époque ne demandent pas d'autres qualités aux vins modernes réputés fins, délicats et fortifiants.

L'usage du vin remonte à la plus haute antiquité et, malgré les siècles écoulés, cette habitude est restée profondément ancrée dans le cœur de l'homme. Actuellement, on boit du vin dans presque toute l'Europe ; en Italie, en Espagne, dans les trois quarts de la France, de l'Allemagne, de la Suisse, de la Grèce et de la Hongrie, c'est la boisson la plus ordinaire, aussi bien dans la haute bourgeoisie que dans le peuple. On fait usage du vin aux repas, pur ou coupé d'eau en plus ou moins grande abondance ; mais sa consommation entre les repas est, de nos jours, malheureusement aussi fréquente que générale et cette habitude est on ne peut plus préjudiciable à toutes les classes de la société, car c'est la porte largement ouverte à l'alcoolisme...

Pris en très petite quantité et exclusivement aux repas, le vin *naturel* aide à la digestion, fortifie l'organisme, relève les forces, augmente la chaleur, la transpiration, la diurèse, et stimule le corps humain : de plus, selon le vieil adage, *bonum vinum lætificat cor hominis;* à la dose d'*un verre* par repas, le vin est donc une boisson hygiénique, saine, tonique et inoffensive.

A dose élevée, il n'en est plus de même, et c'est cette dose que l'on tend toujours à atteindre et que l'on atteint malheureusement avec trop de facilité!

Va-t-on au dessus de la quantité indiquée par le bon sens, la raison et l'hygiène? la gaité augmente, l'imagination s'agrandit, l'esprit s'anime, la parole s'accentue, le chagrin s'oublie, la vie s'embellit... mais devient plus brève et plus rapide! Va-t-on plus loin encore? dépasse-t-on les limites de la tolérance, de la raison et de la sagesse? le sentiment de bien-être que l'on éprouvait tout-à-l'heure disparaît, la tête devient pesante, les idées sont confuses, l'imagination est terne, les facultés intellectuelles et morales s'anéantissent, le corps vacille, les yeux se voilent, la conscience s'éteint et l'ivresse commence. Bientôt cet état se manifeste par des actes d'une audace inouïe ou d'une bêtise sans borne, par une force extraordinaire et dangereuse ou par un abrutissement bestial, honteux et dégradant. Enfin l'excès du vin devient-il habituel? L'individu est-il arrivé insensiblement à absorber journellement des doses massives de vin? Les fonctions digestives s'altèrent, l'appétit n'existe plus, le corps devient lourd et apathique, l'intelligence sombre, les mœurs sont grossières, les sens s'émoussent, les sensations s'évanouissent, les maladies graves apparaissent, l'organisme est détruit et la mort guette sa proie. La goutte, les calculs urinaires, les hydropisies, l'apoplexie, l'amaigrissement, les cancers, la tuberculose, la folie, etc., se déclarent et conduisent l'ivrogne, soit à des infirmités longues, douloureuses ou inguérissables, soit à une mort prompte et prématurée.

Le vin, a-t-on dit, est le lait des vieillards. Ce liquide

ranime, en effet, pour un instant les sens glacés par l'âge, maintient l'activité de la circulation, réveille les muscles engourdis et stimule les facultés intellectuelles endormies. Or, si ce vin, à dose très minime, est un tonique efficace dans la vieillesse, il est loin d'être ainsi quand il s'agit de l'enfance et de l'adolescence. Ici la vie est trop active pour que l'on ait recours aux excitants et, dès la plus haute antiquité, déjà, Galien défendait l'usage du vin avant l'âge de vingt ans ; Platon allait plus loin encore et ne permettait le vin qu'à vingt-cinq ans. Aujourd'hui on est loin de cette logique et de ces préceptes ! et c'est dès l'âge le plus tendre que la stupidité populaire fait boire du vin aux enfants, vin qui n'a d'autre effet que de creuser des tombes prématurées ! Jamais on ne doit donner à boire du vin, pur ou coupé d'eau, aux enfants, ni aux adolescents; le vin ne convient pas aux sujets délicats, grêles, irritables, nerveux ; il ne doit pas entrer dans l'alimentation des gens disposés aux angines, aux bronchites, aux dérangements de l'estomac ou de l'intestin, aux hémorragies, aux affections fébriles, bilieuses, inflammatoires, etc. Les femmes doivent aussi s'en abstenir ou n'en prendre que très médiocrement. Aristote le défendait aux nourrices et aujourd'hui comme autrefois cette défense doit subsister, pleine et entière.

C'est surtout par la quantité d'alcool qu'ils contiennent que les vins sont dangereux. Alors qu'un vin très léger peut être bu en assez grande quantité sans apporter de troubles à l'organisme, un autre vin, chargé en alcool, pris en quantité fort minime, donnera des résultats désastreux.

Quand on fait usage journalier de vin c'est au degré d'alcool qu'il contient que l'on doit faire attention et se baser sur cette teneur alcoolique.

Voici d'ailleurs un tableau très complet du degré alcoolique des principaux vins, d'après A. Payen, tableau qui sera très utile à consulter.

Proportions, en volume, d'alcool pur contenu dans 1.000 parties de vin :

| | |
|---|---|
| Porto et Madère ordinaire. . . . . . | 20.00 |
| Xérès, Lacryma-Christi, Banyuls . . | 17.00 |

| | |
|---|---|
| Grenache, vieux Madère | 16.00 |
| Jurançon blanc | 15.20 |
| Jurançon rouge, Lunel | 15.70 |
| Malaga, Chypre, Saint-Georges | 15.00 |
| Frontignan | 11.80 |
| Hermitage blanc | 15.50 |
| Côte rôtie | 11.30 |
| Sauternes blanc | 15.00 |
| Beaune blanc | 12.20 |
| Claret de Bordeaux | 13.00 |
| Barsac { 1^er^ cru | 14.70 |
| Barsac { 2^e^ cru | 13.60 |
| Barsac { 3^e^ cru | 12.60 |
| Podensac { 1^er^ cru | 13.70 |
| Podensac { 2^e^ cru | 13.00 |
| Podensac { 3^e^ cru | 12.10 |
| Saint-Emilion | 9.18 |
| Parsac | 9.45 |
| Château-Laffite, Château-Margaux | 8.70 |
| Château-Latour | 9.30 |
| Volnay | 11.00 |
| Mâcon | 10.00 |
| Champagne mousseux | de 10 à 11.00 |
| Vin du Cher | 8.70 |
| Vin des Côteaux d'Angers | 12.90 |
| Vin de Saumur | 9.90 |
| Vin du Rhin | 11.90 |
| Tokay | 9.10 |

Ces proportions peuvent varier de quelques degrés selon les années, selon le rendement et la main-d'œuvre pendant la cuvaison.

Les vins ordinaires qui figurent dans l'alimentation journalière n'atteignent que rarement des degrés aussi élevés ; ces vins, quand ils sont naturels, ne portent que 6 à 8 degrés d'alcool : quelques cépages du Midi et quelques gros vins du Roussillon, employés plutôt comme vins de coupage que comme boissons, atteignant parfois 10, 12, 14 et même 17 degrés ; aussi leur usage est-il rare à table.

Pris à dose minime, le vin naturel est hygiénique ; pris à dose massive, il est dangereux ; mais quand il est fraudé ; quand la sophistication substitue à un produit pur, un liquide innommable, ce vin qui n'a plus de vin que le nom est d'une action désastreuse sur l'individu.

A part les maladies auxquelles les vins sont sujets, telles que l'*acidité*, le *graissage*, l'*amertume*, la *moisissure*, le *coulage*, le *filage*, etc., que les marchands cherchent à détruire par toutes sortes de moyens, plus ou moins licites, il est d'autres altérations que les consommateurs doivent connaître et redouter. Ces adultérations, véritables fraudes dues à la mauvaise foi et à la cupidité, consistent : 1° dans la *dulcification* des vins aigris et acidifiés par la litharge, le sucre, la saccharine ou des vins liquoreux en vidange ; le premier moyen est un véritable empoisonnement ; 2° dans la *coloration*, obtenue par l'alun, les baies de sureau, de troène, la fuschine, la mure, le myrtile, etc. ; 3° dans l'*astringence* fournie par l'extrait d'écorce de chêne, de saule ou de noyer ; 4° dans la *saturation* des acides malique ou tartrique, par le plâtre, la chaux ou la craie ; 5° dans l'*alcoolisation* des vins faibles par l'eau-de-vie de commerce ou l'esprit de bois, véritables toxiques ; 6° par l'*affaiblissement* par l'eau ou *mouillage*, habitude universelle, générale à tous les marchands en gros, non dangereuse sans doute, mais qui doit être considérée comme un vol véritable ; 7° dans l'*addition* de poirés ou de cidres, addition peu nuisible, mais aussi coupable que la précédente ; 8° dans la *mixtion* des gros vins du Gard, de l'Auvergne, de la Brie, etc., avec les vins de l'Anjou, de la Basse-Bourgogne, du Mâconnais ou du Bordelais ; 9° Enfin la *fabrication du vin sans raisins*, c'est-à-dire d'un vin fait avec de l'eau et de l'alcool industrriel, du bois de campêche, de la fuschine, des salicylates, etc.

Cette fraude est, presque partout, officielle et c'est naturellement le pauvre qui en pâtit le plus ; c'est de cette sophistication éhontée que découle également la plaie hideuse de l'alcoolisme, plaie qui ronge tous les degrés de la société moderne ! Le bon marché attire la clientèle et cette clientèle qui croit se fortifier avec du vin, se tue avec du poison !

Tant abondante que soit la récolte ou quelque minime

que soit la production du vin, le public est toujours victime des industriels qui ne reculent devant rien pour écouler la marchandise de leur fabrication.

Qu'on en juge.

Quand la saison des vendanges nouvelles et des bouillonnantes cuvaisons bat son plein; quand dans ses rafales incessantes le vent emporte au loin les effluves des pressoirs, une atmosphère de relents vineux envahit la poitrine, oppresse le cerveau, anéantit le corps et de ce foulage septembral, de ces cuves fermentées sortent avec le vin nouveau une période d'alcoolisme plus aigu, une intoxication éthylique plus profonde, dont les méfaits ne tardent pas à se répandre dans les populations peu fortunées des villes et des campagnes.

A l'époque des vendanges, la recrudescence de l'alcoolisme ne se manifeste pas seulement dans les régions vignobles, elle s'étend partout même dans les contrées les plus éloignées et souvent même d'une façon plus intense et plus continue que dans les centres producteurs du vin.

De nos jours, avec la réclame à outrance que l'on rencontre partout, non seulement les villes ouvrières et les cités populeuses, mais encore les villages les plus déserts et les hameaux les plus réduits, sont inondés chaque matin par un flot toujours croissant de prospectus grands ou petits, jaunes, verts, rouges ou bleus, enguirlandés de pampres somptueux, ornementés de figures allégoriques, embellis de médailles de tout module, vantant à qui mieux mieux la qualité, la finesse, le naturel et surtout le bon marché excessif et prodigieux des vins nouveaux et anciens de telle ou telle provenance. D'après ces circulaires adressées au *cher client et ami*, ce vin est pur de tout mélange, vierge de toute fraude; rien n'adultère son origine, il est le vrai fils de la vigne, le pur jus de raisin, sans alcoolisation, sans plâtre, sans matières étrangères ! Il est expédié directement de la cuve qui l'a vu naître, il est le seul et unique produit de la vigne! A entendre et à lire l'auteur de ces prospectus, ce vin ainsi offert est un pur chef-d'œuvre, et, par surcroît de bonheur, ce merveilleux liquide est vendu à des prix défiant toute concurrence, sans aucun bénéfice pour le vendeur, *à perte même,* et il est expédié à raison de

40, 45 ou 48 francs la pièce de 220 litres, franco de port et de régie, en gare de l'acheteur, avec trois mois de crédit, plus même si on le désire, avec une prime superbe dès la troisième commande ! Et le fût vide reste la propriété de l'heureux consommateur, par dessus le marché.

Or, autant de mots, autant de mensonges; autant d'acheteurs, autant de dupes! C'est une escroquerie monstrueuse qui s'étale ouvertement sous le couvert du commerce légal, c'est une exportation autorisée et patentée de produits falsifiés, malsains, dangereux même, qui se répand impunément dans tous les logis pauvres, dans tous les intérieurs peu fortunés en dépit des lois qui régissent la salubrité publique.

Malgré la superproduction des pays vignobles, malgré les récoltes plus qu'abondantes obtenues par l'importation des vignes étrangères, et par leur acclimatement dans notre sol, il est matériellement impossible de livrer du *vin* NATUREL à raison de 40 *francs* la pièce de 220 litres, et dans les conditions annoncées dans les prospectus. Les frais multiples de main-d'œuvre, l'entretien et la culture des vignes et des vignobles, le matériel et le personnel nombreux des chais, la façon et la matière coûteuse des futailles, les frais de transport, d'administration, de réclame, de régie, etc., etc., représentent une somme d'argent tellement importante qu'elle absorbe presque tout, et, dans ces conditions, il est impossible de retrouver dans les 40 ou 48 francs la valeur matérielle, tant minime soit-elle, du *vin naturel* que l'on est censé livrer à ce prix.

Or, malgré cela, la consommation de ce vin ainsi annoncé à profusion est effrayante, et sa vente annuelle se chiffre par des millions d'hectolitres.

Dans les villes, l'employé, le bureaucrate, l'ouvrier économe ou le petit commerçant, préfère avoir dans sa cave ou dans un recoin obscur de son logis *sa pièce de vin*, plutôt que d'aller chaque jour acheter sa boisson au litre, chez le marchand de vin du coin ou chez l'épicier voisin ; dans les villages éloignés des centres vignobles ou des contrées où l'on produit du cidre ou de la bière, le paysan, peu au courant des falsifications, naïf et avare, guidé surtout par le bon marché, est obligé d'avoir du vin chez lui pour son usage domestique, pour les besoins de sa ferme; habitants des villes ou habitants des campagnes, les uns comme les autres se laissent tenter; les uns comme les autres, éblouis par un bas prix aussi considérable, fascinés par l'occasion exceptionnelle de cette marchandise qu'ils considèrent comme étant indispensable à leur existence, et qui leur est offerte dans des conditions aussi avantageuses en apparence, alléchés par le crédit de trois mois, qui ne les oblige pas de sortir immédiatement l'argent de la poche, se laissent prendre à cette amorce trompeuse et commandent immédiatement une, deux ou trois pièces de ce *bon vin naturel*, pour avoir droit à la prime gratuite par dessus le marché.

Or, à ces prix, ce vin n'a de vin que le nom; ce n'est même pas de l'eau pure, car il est dangereux par les produits étrangers qu'il contient. *Ce pur jus de raisins frais*, si on l'analyse, même d'une manière sommaire, se réduit tout simplement à la composition suivante :

1° Eau ;
2° Alcool industriel ;
3° Bouquet ;
4° Matières colorantes.

Dans deux cents litres d'une eau quelconque, prise à n'importe quel endroit et pouvant de ce fait renfermer des produits insalubres et nuisibles à la santé, on verse dix ou douze litres d'eau-de-vie de grains, de pommes de terre, de betteraves ou de topinambours; or, cet alcool est dangereux au plus haut point, c'est même une des préparations industrielles des plus toxiques de la série néfaste des oxydes d'amyle. C'est ce *véritable poison* qui sert à donner au liquide aqueux son degré alcoolique. Des matières colorantes végétales ou animales, les moins chères de préférence, donnent la teinte rougeâtre ou ambrée désirée, et c'est aux huiles essentielles, aux essences aux éthers volatils, que l'on s'adresse pour donner à cette nauséeuse mixture l'arome et le parfum voulus, le *bouquet* spécial du crû. Dans le commerce des vins, chez les marchands en gros, cette fabrication est d'un usage courant; un procès célèbre en a fait foi tout récemment, et sur la totalité des ventes de certains commerçants, plus de la moitié de leurs marchandises est fabriquée d'après les renseignements cités ci-dessus.

Il existe d'ailleurs, dans différents centres d'exportations vinicoles, des maisons spéciales qui ne produisent uniquement que des *aromes*, des *bouquets*, des *sèves particulières* pour tel ou tel cru, selon la région. La quantité nécessaire de cette *sève* pour donner à 40 barriques de vin (9.000 litres environ) un parfum spécial qu'on confond facilement avec le véritable bouquet du vin naturel et dont on se sert journellement pour relever les vins plats, les vins de mauvaise venue, les vins difficiles à conserver et à transporter, se vend *trente francs ;* c'est donc un peu moins de quatorze sous que coûte le *bouquet* et *la coloration* d'une pièce d'eau, baptisée de ce fait pièce de vin !

Cet arome n'est pas spécial aux marchands de vins : il existe dans le commerce et même chez certains pharmaciens, des extraits alcooliques destinés à donner aux alcools eux-mêmes un parfum spécifique et *sui generis;* derrière quelques vitrines d'épiciers, de droguistes ou de pharmaciens, on peut voir affichés à 1.25 *le flacon*, des extraits pour fabriquer instantanément 200 *litres de bon vin*, rouge ou blanc ; certains droguistes vendent également, d'une façon courante, des essences de vin concentrées, à la dose de cent grammes de cette essence pour dix litres de trois-six dédoublé et six cents litres d'eau, au prix de *un franc le flacon !*

C'est avec ces liquides que s'abreuve l'ouvrier des villes ou le travailleur des campagnes : c'est dans cette boisson qu'il cherche à trouver des forces pour accomplir ses durs labeurs, pour exciter son organisme, pour fortifier sa santé ! Pour tout le monde, selon l'antique adage, le vin donne de la force ; pour tonifier l'organisme on boit donc du vin, et l'individu, quel qu'il soit, est heureux et fier d'avoir chez lui, à sa portée et sous son toit, sa pièce de vin : cette possession le relève à ses yeux et aux yeux de ses voisins, et il trempe plus largement ses lèvres, avec confiance et orgueil, dans cet immonde liquide provenant des pays vignobles, expédié directement par des *vignerons*, par des *propriétaires récoltants* et le boit avec sérénité et sincérité. Pour se fortifier, pour se donner du cœur au ventre, il fait journellement usage de ce produit d'industrie, il en augmente chaque jour la ration d'une manière insensible mais constante, et comme un tel liquide ne le fortifie nullement, il en use encore davantage, il s'enlise peu à peu et s'habitue à boire : c'est sur son organisme qu'agissent les doses toujours croissantes de cet alcool délétère, c'est le produit toxique qui ronge son corps affaibli, et à son insu, malgré lui, cet homme qui boit *un tel vin*, dans de telles conditions, qui en boit même modérément, alors même qu'il n'aurait aucun penchant pour la boisson, en tant qu'alcool, est fatalement conduit à s'intoxiquer en peu de temps, ou à prédisposer son organisme à l'intoxication, et cela à son insu et contre sa volonté. Aujourd'hui, grâce à cette réclame éhontée de la part des marchands de vins, dans la classe ouvrière, dans les intérieurs si nombreux des employés de bureaux, chez les petits commerçants, dans les logis encombrés d'enfants, dans la rustique chaumière même, c'est ce vin fabriqué, c'est ce liquide coloré, alcoolisé et fait de toutes pièces avec des ingrédients industriels et toxiques, que partout l'on rencontre ; c'est lui que l'on trouve sur toutes les tables modestes, dans le gobelet de l'enfant, dans le verre vacillant du malade ou du convalescent, dans le verre de la femme enceinte comme dans celui du père de famille, et, avec ce breuvage funeste, naissent d'une façon inévitable, les accidents si multiples de l'intoxication alcoolique, phénomènes provoqués par l'absorption inconsciente des alcools propylique, buthylique, amylique, par l'ingestion journalière de l'aldéhyde pyromucique, de l'aldéhyde salicylique et de leurs dérivés, produits toxiques et convulsivants au premier degré !

Il n'est donc pas étonnant de voir apparaître, surtout à l'époque des vendanges nouvelles et peu après la période des envois de vins nouveaux, des crises aiguës d'alcoolisme, car à l'occasion de ces récoltes de toutes parts et de tous côtés surgissent ces produits sophistiqués, fraudés et adultérés, fabriqués pour cette période de vente assurée et livrés au public sous le nom de *vins de l'année*, vendus à des prix trop aisément tentateurs.

La fraude est, ici, flagrante et néanmoins elle passe inaperçue. Le paysan ou l'ouvrier qui s'intoxique sans le savoir et sans le vouloir, qui éprouve des malaises, des troubles généraux dont il ne connaît ni l'origine directe ni la cause, ne peut soupçonner d'être l'auteur de sa dyspepsie, de ses vertiges, de ses hallucinations, de ses tremblements, de ses pituites, etc., le *vin pur* qui vient directement du produit d'origine, qui lui est vendu par un propriétaire récoltant, par un personnage étalant des médailles et des diplômes sur ses prospectus! Il attribue à toute autre influence ces désordres multiples qui troublent sa santé, et il continue à faire usage de cette boisson nocive; il en augmente la dose quotidienne pour remédier à ces faiblesses croissantes, pour se donner du nerf il en boit deux ou trois litres par jour, souvent davantage et il ne retire de ces libations exagérées que des tares plus tenaces, que des stigmates plus profonds de son empoisonnement! c'est l'alcool frelaté, c'est l'eau-de-vie industrielle, c'est l'élément convulsif qui agissent seuls et sous le nom trompeur de *vin*, ce sont ces toxiques qui accomplissent et commettent leurs méfaits.

Les marchands de vins en gros, qui ne sont le plus souvent que des intermédiaires, les producteurs directs, grands et petits, les syndicats de soi-disant propriétaires récoltants, les agents sans nombre de cette exploitation éhontée et frauduleuse, savent parfaitement à qui il s'adressent et à quel genre de consommateurs ils envoient leurs prospectus et leurs offres mensongères. Ils agissent en pleine connaissance de cause et escomptent d'avance la crédulité et la bêtise de leurs futurs clients. Lorsqu'une personne susceptible de reconnaître la fraude elle-même, lorsqu'un client nouveau répond à l'invitation et demande du vin, lorsqu'une de leurs circulaires est tombée par hasard entre des mains auxquelles elle n'était pas destinée, lorsqu'un connaisseur vient commander une pièce de vin à vil prix, lorsqu'un soupçon sur la capacité intellectuelle d'un client vient éveiller la crainte d'une analyse possible, le marchand ne répond pas. Il se garde bien d'expédier le vin, pur jus de raisins frais garanti, à 40 francs la pièce ! Il connait trop bien sa marchandise pour affronter les risques d'une vérification scientifique et, s'il se décide à répondre, après une seconde lettre, il s'empresse d'annoncer que le vin demandé est vendu complètement, qu'il n'en reste plus sur les chais et que le stock est épuisé ! Parfois même la défiance mettant en éveil l'esprit du fraudeur patenté, il a recours à des subterfuges ; il avoue franchement que le vin demandé à ce prix n'est pas *bon*, qu'il ne peut se conserver dans la région ou le pays habités, qu'il ne peut supporter un long transport, etc. ; il ne veut pas se laisser prendre dans ses filets et il annonce que l'offre de ce *vin pas cher* est une réclame alléchante pour le public, que sa qualité est inférieure, que la saison pour l'expédition est mauvaise etc., etc., et bref il envoie du vin de qualité extra à 150 francs la barrique.

Mais pour une pièce non expédiée par peur, mille autres sont vendues chaque jour aux naïfs.

L'ingéniosité du marchand de vins, si toutefois on peut appliquer le mot ingéniosité à ces vols éhontés, ne connaît pas de bornes quand il s'agit de tromper le client ; en l'art de la fraude il est passé grand maître depuis longtemps.

Actuellement pour montrer au client que c'est bien du *raisin* qui sert à faire le vin, on envoie *à domicile* pendant la saison des vendanges, de mi-août à fin octobre, des paniers ou des fûts de *raisins frais*, permettant à l'acheteur, dit la circulaire, de faire son vin lui-même et d'être ainsi assuré de la qualité et de la quantité des raisins employés. Ce raisin est expédié dans des futailles défoncées d'un bout, contenant environ 300 kilos de grappes fraiches ; ce raisin est empilé, foulé, écrasé dans une certaine mesure, se trouve mélangé à une certaine quantité de liquide et le client reçoit à son domicile cette vendange qui, voyageant depuis un certain laps de temps ne va pas tarder à entrer en fermentation. Or, avant d'expédier ce fut de raisin frais (auxquels on ajoute une certaine quantité de raisins *secs*, préalablement trempés dans de l'eau chaude), le marchand a eu soin de soutirer et de garder par devers lui tout le liquide qu'il a obtenu en foulant ce raisin frais dans la futaille, c'est-à-dire la plus grande partie du jus des grappes, jus qu'il remplace avant le départ, par une égale quantité d'eau quelconque, *alcoolisée* et *colorée*. Ce n'est donc, en somme, que du vin de deuxième pressurage qu'il aura, qu'il payera très cher et ce vin bu tel quel ou alcoolisé par une fermentation complémentaire, due à l'addition de sucre cristallisé, dit sucre de vendanges, sera loin de tonifier et de fortifier le naïf consommateur!

D'une façon ou d'une autre l'acheteur sera dupé, volé et, ce qui est plus grave, intoxiqué à son insu.

On comprend donc quels ravages accomplit une telle boisson sur l'organisme des habitants peu fortunés des villes et des campagnes et vers quels effroyables cataclysmes se précipitent les imprudents qui font usage de ces liquides, même avec modération! On ne saurait trop s'élever contre ces sophistications honteuses: partout on doit les divulguer où elles se trouvent et c'est contre leur usage que l'on doit s'élever avec force. Si le vin pur, naturel, véritable est, à dose modérée, une boisson hygiénique contre laquelle l'hygiéniste et le médecin ne doivent pas trop s'élever quand il s'agit de l'alimentation des adultes, on ne saurait, au contraire, trop s'indigner contre l'usage des vins qui n'ont de vin que le nom trompeur et fallacieux.

La *piquette* est une boisson plus ou moins acerbe, âpre et acidulée, d'un usage assez répandu dans les classes pauvres des villes et chez les habitants de quelques régions du Berry, de la Champagne, de la Savoie et de la Bourgogne. Cette boisson est préparée soit en jetant de l'eau sur les marcs et les résidus de raisins après le pressurage et la confection du vin, soit en faisant fermenter ensemble des raisins peu mûrs, des pommes, des poires sauvages, de l'épine-vinette, du genièvre et de l'eau. Les écumes des vins ou les *jets* que fournissent pendant la fermentation les cuves de vendanges peuvent également donner de la piquette. Dans certains pays, on prépare aussi une boisson analogue avec les sucs du bouleau, de l'érable, ou de l'yèble, de l'eau et des aromates, ou encore avec de l'eau, de la cassonade, du vinaigre, des baies de genièvre et des fleurs de sureau. Enfin, on peut faire une boisson analogue avec de l'eau et des graines de légumineuses, telles que pois, haricots, fèves etc., avec des fruits du sorbier des oiseaux, du cormier, de l'arbousier, de la prunelle, de l'airelle ou des fruits secs, tels que figues, prunes, pommes, etc., ou de la fécule de pommes de terre et de la cassonade.

Cette boisson, qui est connue depuis la plus haute antiquité, ne convient qu'aux estomacs robustes et bien portants : elle est parfois assez agréable au palais, mais est sujette aux moisissures et s'évente facilement.

L'*oxycrat* est également une boisson très répandue dans les classes indigentes; c'est une boisson acidule, rafraîchissante et tempérante, composée de vinaigre blanc et d'eau dans la proportion de 30 grammes du premier pour 1.000 grammes de la seconde. On peut y ajouter, pour la rendre moins irritante, des sucres, du sirop ou de la cassonade. Prise en quantité modérée, pendant la grande chaleur, l'oxycrat est un liquide assez agréable à boire, très utile dans les affections inflammatoires de l'intestin et souvent employé contre l'atonie de l'estomac; pris en trop grande quantité il devient nuisible et provoque des dérangements des voies digestives. Les enfants doivent s'en abstenir absolument.

Le *Rapé* n'est pas une boisson spéciale ; c'est du raisin nouveau qu'on met dans un tonneau pour raccommoder le vin quand il se gâte ; cette boisson, qui est d'un usage courant dans les campagnes, provoque parfois de l'irritation de l'estomac et de l'intestin.

L'*hydromel* est une boisson composée d'eau et de miel. L'hydromel existe depuis les temps les plus reculés et son usage est encore, de nos jours, répandu dans de nombreuses contrées, dans le nord principalement. Il existe deux sortes d'hydromel ; l'un l'*hydromel simple*, est une solution de miel dans de l'eau, dans la proportion de 65 grammes de miel pour 500 grammes d'eau ; assez agréable, douce et rafraîchissante, cette boisson est légèrement purgative : l'autre, l'*hydromel vineux* se présente sous l'aspect d'une liqueur; il s'obtient par la fermentation alcoolique du miel dans l'eau à l'aide de la levure de bière. Cette boisson est parfois assez spiritueuse et possède alors des propriétés énivrantes assez accentuées. Pris, en quantité modérée, l'hydromel vineux peut remplacer le vin, le cidre et les autres boissons de table; pris en grande quantité, il agit comme les boissons alcooliques et peut amener des désordres graves. Dans le nord, cet hydromel est la boisson ordinaire et remplace le vin dans presque toute la totalité des ménages ouvriers.

Les *cidres* sont, après le vin, les liquides qui fournissent la boisson la plus répandue dans une grande partie de la France.

Cette boisson est surtout préparée en Normandie, dans le Perche, la Bretagne et différents autres pays avec le fruit du pommier; le cidre est également répandu en Afrique, en Espagne, en Allemagne et en Angleterre, mais n'a pas la valeur de celui de nos pays normands. Le cidre, quand il est naturel, est une boisson très saine et très hygiénique; c'est la boisson commune à un grand nombre d'habitants du nord, de l'ouest et de l'est de la France; elle est très agréable au goût ainsi qu'à l'odorat et est très recherchée de toutes les classes de la société.

Nouvellement préparé, le cidre à une saveur douce, sucrée et légèrement piquante; plus tard, il gagne de la force, devient âpre, spiritueux, se charge d'alcool en assez grande proportion et cause de l'ivresse Pris en petite quantité, le cidre doux ou fermenté, est inoffensif; à dose élevée, le cidre nouveau provoque de la flatulence, des coliques et de la diarrhée, et dans ce cas, il ne convient ni aux femmes ni aux enfants. Vieux, le cidre, en dehors de l'ivresse qu'il provoque quand on en boit immodérément, cause de la dyspepsie, de la gastralgie et un assez grand nombre de désordres du tube gastro-intestinal. Les cidres fort supportent très bien l'addition de l'eau et, ainsi dilués, ils sont moins nuisibles à la santé des personnes délicates et faibles d'estomac.

Les meilleures pommes à cidre sont celles qui sont âpres, amères, juteuses; elles donnent un produit riche en alcool, facile à conserver, très agréable au goût et d'une limpidité parfaite; les pommes douces sont moins estimées; le cidre qu'elles forment est moins chargé d'alcool, plus difficile à conserver et à clarifier; enfin, les pommes acides ne fournissent qu'une boisson inférieure.

Les pommes d'un bon rendement donnent une grande quantité de cidre ; en Normandie, 2.500 kilos de pommes produisent bon an mal an 1.800 litres de cidre ; ce cidre, par suite de manipulations spéciales, reste doux en ne fermentant pas, ou fermente et devient fort et alcoolique; par suite de soutirages successifs, certaines espèces de cidres peuvent être mis en bouteilles et rivalisent avec des vins blancs de hauts crus ; on peut également rendre les cidres *mousseux*, en y ajoutant pendant leur mise en bouteilles une petite quantité de sucre candi ; quelquefois ces cidres mousseux sont tellement bien réussis qu'ils peuvent être pris pour du champagne véritable.

Outre le cidre proprement dit, obtenu avec le jus de la pomme, il en existe un autre connu sous le nom de *poiré*, qui se fabrique avec des poires, à peu près de la même façon.

Le poiré est plus capiteux que le cidre de pommes ; en vieillissant, il devient dur, très alcoolique et acquiert parfois un parfum et un arome très délicats ; il peut également devenir mousseux artificiellement et rivaliser avec les vins de Saumur, de l'Anjou et de la Champagne. Plus irritant et moins nutritif que le cidre, le poiré est l'objet d'une grande consommation en Bretagne et en Normandie.

Dans quelques contrées pauvres de la France, on fait encore une boisson qualifiée cidre, avec des fruits du *cormier* et des baies de genièvre ; le *cormé* est excessivement âcre, acide et provoque de l'irritation de l'estomac et de l'intestin.

Comme les vins, les cidres et les poirés sont souvent fraudés ; on les alcoolise avec des alcools inférieurs, on les additionne d'eau, de vieux cidres aigres ou moisis et on les clarifie avec de l'acétate de plomb. Les consommateurs feront bien de s'abstenir de ces produits malsains, vendus souvent très chers, qui ne peuvent que délabrer leur santé.

La *bière* est une boisson fermentée et alcoolique, préparée avec les céréales (et principalement l'orge) et le houblon. La bière, dont l'usage remonte à la plus haute antiquité, est la boisson habituelle des habitants du nord de la France de l'Artois, de la Picardie, de l'Alsace, de la Lorraine, etc. : l'Allemagne, la Belgique, l'Autriche et l'Angleterre en font aussi une énorme consommation. Non seulement la bière sert comme boisson journalière au moment des repas, mais encore elle est également absorbée entre les repas, d'une façon plus ou moins considérable, dans toutes les contrées de la France, surtout pendant les chaleurs de l'été. La bière est nourrissante, saine, hygiénique, et, quand elle n'est pas trop chargée d'alcool, de plâtre ou d'acide salicylique, convient à tous les tempéraments; coupée avec de l'eau de seltz ou de la limonade, elle est très bien supportée par les estomacs faibles et délicats, par les adolescents et même les enfants ; pure et prise en très grande abondance elle peut, chez certains sujets, occasionner des coliques, des gonflements gazeux, des diarrhées rebelles, et surtout une diurèse abondante avec parfois des troubles des voies urinaires : à dose modérée, la bière est généralement bien tolérée par tout le monde à cause du rafraîchissement qu'elle apporte et à cause de la légère stimulation qu'elle provoque dans les organes digestifs.

Les bières sont dites *brunes* et *fortes* ou *blondes* et *légères*; cette variation de couleur tient à sa manutention et c'est son degré alcoolique qui différencie sa force ou sa légèreté. Les premières sont surtout usitées en Angleterre, en Allemagne, en Hollande et en Belgique; les secondes sont consommées en France ; de plus, on consomme à Paris et dans certaines villes la *petite bière*, boisson obtenue en coupant la bière forte avec de l'eau, ou bien en versant une certaine quantité de même liquide sur les marcs après la fabrication de la bière forte. A côté de cette petite bière dont l'emploi diminue de jour en jour et qui était absolument inoffensive, on tend à consommer chaque jour davantage, surtout à Paris, une bière *dite de Bavière*, lourde, indigeste, très alcoolisée et plâtrée, qui produit une ivresse rapide; cette bière est mauvaise et peut amener des désordres graves tant du côté des organes digestifs que de ceux de la sécrétion urinaire : de plus, elle a un retentissement plus que fâcheux sur le cerveau.

Le tableau ci-joint nous donne, comme pour les vins, les quantités d'alcool contenues dans les principales bières (Payen) :

| | |
|---|---|
| Bière de Strasbourg. . | 3 à 5 0/0 |
| Bière de Lille . . . . | 3 0/0 |
| Petite bière de Paris. . | 1 à 2 1/2 0/0 |
| Bourton ale . . . . | 8 0/0 |
| Edimbourg ale. . . . | 6 0/0 |
| Porter. . . . . . . . | 5 0/0 |
| Bière de Bavière . . . | 5 à 7 1/2 0/0 |
| Stout . . . . . . . . | 8 0/0 |
| Petite bière anglaise. . | 1 1/2 0/0 |
| Le faro léger. . . . . | 2 0/0 |
| Le faro fort . . . . . | 6 0/0 à 8 1/2 0/0 |

Les falsifications de la bière sont nombreuses : souvent on substitue la glucose au malt ; la cassonade et la mélasse s'y rencontrent avec fréquence et diminuent le pouvoir nutritif de cette boisson ; le buis, la gentiane, la quassia amara, la strychnine même, remplacent le houblon, de nombreux acides ou des colorants artificiels se substituent aux matières naturelles et enfin des alcools impurs et toxiques augmentent le degré alcoolique de cette boisson en en faisant un liquide malsain et dangereux.

Enfin, à côté de la bière proprement dite, on rencontre, dans certaines contrées, une boisson assez agréable, la *sapinette*, faite avec de l'eau, de la cassonade et des végétaux de la famille des conifères ; ce liquide qui est assez sain, mais très peu nutritif, se conserve assez longtemps et est d'une grande utilité dans les milieux pauvres.

L'*alcool*, que tout le monde connaît trop malheureusement, est le produit de la distillation de toutes les liqueurs sucrées et fermentées et des matières ayant subi la fermentation alcoolique ; c'est le résultat du dédoublement, par une levure, du sucre de raisin ou glucose.

L'alcool s'obtient principalement par la distillation des marcs et du jus des raisins; néanmoins, on en extrait d'une façon courante et dans des proportions colossales des grains, des mélasses, de la betterave, du topinambour, des pommes de terre, de divers farineux, des marcs de cidres et de poirés, des prunes, des cerises, etc., etc. Le meilleur alcool est celui que l'on retire du vin et, pendant un grand nombre d'années, ce fut le seul qui servit à la consommation ; mais, par suite de l'usage insensé de ce produit, sa production d'origine vineuse devint insuffisante et on a dû avoir recours à des procédés industriels pour obtenir cet alcool; c'est ce produit délétère et toxique le plus souvent, qui est connu sous le nom d'*alcool d'industrie*.

Les alcools du commerce, les eaux-de-vie et les esprits-de-vin renferment tous de l'eau en proportion diverse, eau que l'on n'a pas pu leur enlever par la distillation ou qui leur a été ensuite ajoutée ; d'autre part, ces alcools sont colorés artificiellement par des substances de diverse origine.

Voici, au point de vue de la quantité d'*alcool pur* contenu dans certaines eaux-de-vie du commerce, une table des *titres* et *noms* commerciaux de différents produits ; cette table est désignée sous le nom de T. de Gay-Lussac, son inventeur, ou sous celui de *centésimale* parce qu'elle est calculée d'après l'alcoomètre centésimal de Gay-Lussac.

| | |
|---|---|
| Eaux-de-vie faibles . . . . . . . . . | 37.9 |
| — . . . . . . . . . | 42 |
| — . . . . . . . . . | 46 |
| Eaux-de-vie ordinaires. . . . . . . | 50.1 |
| — . . . . . . . | 53.4 |
| Eaux-de-vie fortes. . . . . . . . . | 56.5 |
| — . . . . . . . . . | 59.2 |
| Trois-cinq . . . . . . . . . . . . | 78.0 |
| Trois-six. . . . . . . . . . . . . | 85.1 |
| Trois sept . . . . . . . . . . . | 88.5 |
| Alcool rectifié. . . . . . . . . . . | 90.2 |
| Trois-huit . . . . . . . . . . . . | 92 |
| Alcool dit à 40° . . . . . . . . . . | 95.9 |
| Alcool absolu. . . . . . . . . . . | 100 |

A côté de cette table qui est très utile à consulter dans maintes occasions domestiques, je crois également utile de donner celle de Thénard, qui nous fait connaître la quantité d'alcool contenue dans les boissons les plus usuelles :

| | |
|---|---|
| Wiskey d'Ecosse | 54.30 |
| Rhum | 53.68 |
| Eau-de-vie | 53.39 |
| Genièvre (gin des Anglais) | 51.60 |
| Lissa | 25.41 |
| Vin de raisins secs | 25.12 |
| Madère | 22.27 |
| Madère du Cap | 20.30 |
| Ténériffe | 19.80 |
| Constance blanc | 19.75 |
| Lacryma Christi | 19.70 |
| Xérès | 19.17 |
| Lisbonne | 18.95 |
| Malaga | 18.94 |
| Constance rouge | 18.92 |
| Muscat du Cap | 18.25 |
| Roussillon | 18.13 |
| Ermitage blanc | 17.43 |
| Malaga blanc | 17.26 |
| Malvoisie de Madère | 16.40 |
| Chiroz | 15.52 |
| Lunel | 15.50 |
| Syracuse | 15.28 |
| Bordeaux | 15.10 |
| Nice | 14.63 |
| Bourgogne | 14.57 |
| Sauternes | 14.22 |
| Champagne | 13.80 |
| Graves | 13.35 |
| Frontignan | 12.79 |
| Champagne mousseux | 12.61 |
| Côte-Rôtie | 12.32 |
| Ermitage rouge | 12.30 |
| Hock (vin du Rhin) | 12.08 |
| Tokay | 9.88 |
| Cidre très fort | 9.87 |

| | |
|---|---|
| Vin de baies de Sureau | 9.80 |
| Ale de Burton (Pale ale) | 8.88 |
| Hydromel | 7.32 |
| Poiré | 7.26 |
| Bière brune forte (Stout) | 6.80 |
| Cidre très léger | 5.21 |
| Porter de London | 4.20 |
| Petite bière de London | 1.28 |

Depuis les temps les plus anciens, l'usage de l'alcool s'est implanté dans nos mœurs; de nos jours, partout on le rencontre, sa présence existe dans tous les ménages et, en haut comme en bas de l'échelle sociale, l'eau-de-vie ne saurait faire défaut. L'eau-de-vie naturelle, vieille et très pure, ne convient qu'aux sujets forts, bien portants et sans taches pathologiques; elle nuit au contraire aux individus faibles et irritables, aux jeunes gens, aux vieillards, aux femmes et aux enfants. Prise en très minime quantité et d'une façon irrégulière, l'eau-de-vie est un stimulant diffusible assez utile dans les digestions laborieuses, dans l'atonie stomacale et dans les cas de fatigue et de surmenage musculaire; elle agit comme médicament et doit être considérée comme étant tel; prise sans motifs et sans causes plausibles, elle ne peut que conduire à l'alcoolisme (1); par suite d'une habitude malheureuse, c'est surtout dans ces conditions que cette funeste boisson est absorbée par des milliers et des milliers d'individus! Son action sur l'économie est nocive, et dans des proportions mille fois plus grandes que pour le vin, surtout quand on boit de l'alcool à jeun, sans besoin, sans raison, comme le font les quatre cinquièmes des individus; dans ces cas, loin d'être un réconfortant et un adjuvant, cet alcool est une boisson malfaisante et à la stimulation, à la gaîté ou à l'excitation générale, provoquée par un petit verre d'eau-de-vie naturelle, pris dans des circonstances favorables, succèdent bientôt, avec toutes les maladies dues à l'abus du vin, cette faiblesse, cette hébétude, cet abrutissement ordi-

(1) Dr A. Baratier. — *Les Victimes de l'Alcool.*

naires et profonds qui caractérisent si bien les ivrognes de profession et les alcooliques invétérés.

L'alcool sert de base à un grand nombre de préparations connues sous les noms trompeurs de : digestifs, d'apéritifs, de toniques, de fortifiants, d'élixir de santé, etc.

Parmi ces substances, les unes sont à peu près inoffensives quand elles sont prises en petites quantités ; les autres, même absorbées modérément, sont de véritables poisons.

Dans la première catégorie, on peut comprendre toutes les liqueurs de table, préparées avec de l'eau-de-vie ou avec de l'esprit-de-vin, coupé avec de l'eau, du sucre, des fruits, des aromates, etc., telles sont les liqueurs, dites de ménages, que l'on confectionne sous le toit familial ou que l'on achète chez le marchand. Les plus connues sont les liqueurs de cassis, de prunelle, de curaçao, d'anisette, de menthe, de brou de noix, de marasquin, de vespétro, etc. ; les crèmes de vanille, de cacao, d'ananas, etc. Prises à la dose d'un petit verre, de temps à autre, ces liqueurs sont inoffensives, surtout quand elles sont fabriquées à la maison. Les chartreuses, blanche, jaune ou verte, la Bénédictine, le Kummel, le Pipermint, le Raspail, le Combier, l'eau-de-vie de Dantzig et différentes autres liqueurs *dites hygiéniques* sont plus nocives que les précédentes ; leur degré alcoolique est plus élevé, leur action sur l'organisme est plus grande et un usage répété ou fréquent de ces produits peut devenir dangereux. A côté de ces liqueurs, dites stomachiques, viennent se placer d'autres produits encore plus nocifs et qui peuvent en peu de temps rompre le bon équilibre et l'harmonie de l'organisme ; ce sont les rhums, les cognacs, les kirschs, et les autres spiritueux à base élevée d'alcool plus ou moins pur, tels que les marcs, le genièvre, le vieux gin, le wisky, le scotch, le Cherry Brandy, le noyau, le byrrh, etc. Enfin, viennent les véritables *poisons*, les *toxiques* qui conduisent en peu de temps l'homme à la déchéance organique et morale, ces apéritifs criminels qui ont nom de vermouth, de bitter, d'amer et d'absinthe ! la hideuse fée aux yeux verts, la faucheuse de tant de pauvres gens !

D'autres boissons, à base plus ou moins élevée d'alcool, se rencontrent également dans les usages journaliers et sont absorbées spécialement pendant les bals, les soirées, les fêtes de nuit, etc. ; les plus en renom sont le *punch* et le *bischoff* et l'antique et légendaire *vin chaud !*

Préparé comme on le sait avec de l'eau chaude, du sucre, du thé, du jus de citron, de l'eau-de-vie ou du rhum, le *punch* est une boisson assez agréable et stimulante. Peu alcoolique, pris avec modération, le punch rétablit promptement la transpiration qui a été arrêtée ou supprimée par le froid ou l'humidité ; dans les soirées et les bals, cette liqueur est moins dangereuse que les glaces, les sorbets, les limonades ou toute autre boisson acide, surtout quand on a eu la précaution de manger quelques gâteaux ou quelques sandwichs avant d'en prendre un demi-verre.

Le *vin chaud* est connu de tout le monde ; sous le nom de vin à la française, on le rencontre même dans tous les pays du globe ! Chauffé et aromatisé avec de la cannelle, du citron et du sucre, le vin rouge constitue une boisson qui a les propriétés du punch, mais qui dans certains milieux ne le remplace pas, car... il est vulgaire, démocratique et de mauvais ton !

Le *bischoff* est une boisson allemande importée chez nous depuis nombre d'années et mise en vogue, parce qu'elle est surtout exotique, dans les cafés, les bars, les estaminets, les cercles et même dans les familles. Le bischoff se prépare avec du sucre, de l'eau, du zeste de citron ou d'orange et du vin blanc ou rouge. Le vin est-il de Bordeaux ou de Bourgogne ? On a, suivant les fins gourmets, une liqueur d'évêques ! Vient-il du Rhin et est-il vieux ? On a une liqueur de cardinal ! Enfin a-t-on fait choix du vin de Tokay ? Le bischoff est digne du pape !

A côté de ces nombreuses boissons fermentées, il faut encore placer le *kwas*, sorte de bière préparée en Russie avec la farine et le son du seigle, avec le seigle germé, de l'eau bouillante, des baies de genièvre, de la menthe poivrée et du sucre. Cette boisson très répandue dans le nord des Balkans, nourrit, engraisse et fortifie ;

elle préserve en outre d'une grande quantité de maladies.

Le *koumys* est la boisson favorite des Baskirs et des peuples nomades. Elle est préparée avec le lait de jument aigri et fermenté, est assez nutritive et s'emploie avec un certain succès dans les affections chroniques de la poitrine. Le koumys donne à la distillation un alcool nommé Araka. Le *kephir* est une boisson analogue, encore peu usitée.

La *kawa* est une boisson énivrante que les indigènes des îles Marquises, préparent avec la racine du *poivrier énivrant ;* c'est un toxique violent qui provoque, même à faible dose, une ivresse terrible, son usage conduit à une grande quantité de maladies graves.

Enfin, parmi les boissons fermentées, on peut faire figurer le *Bueng*, le *Haschish* et le *Poust*, liqueurs narcotiques et énivrantes, préparées avec les graines de chanvre et celles de pavot et avec lesquelles les Indiens, les Persans, les Egyptiens, et diverses autres peuplades, se procuraient une gaîté excessive et particulière, fantastique et érotique, analogues à celle que se procuraient les fumeurs et les mangeurs d'opium. Le haschish seul est encore en usage de nos jours ; seulement il s'absorbe sous forme d'une pâte délicate, assez analogue à la gelée de groseille.

Les *vins* et *alcools pharmaceutiques* ou *médicamenteux* sont légion et entrent chaque jour plus avant dans nos usages alimentaires ; point n'est besoin d'être malade ou indisposé pour avoir recours aux toniques des officines ou des cafés ; point n'est besoin de se sentir même fatigué, ou prédisposé à la fatigue ! et il est de mode et de bon ton, en tout temps et en tout lieu, d'absorber avant, pendant et après les repas, au lever et au coucher, sans compter certains moments spéciaux de la journée, un verre de vin de quinquina, de kola, de coca, de colombo, de gentiane, de peptone, de jus de viande, etc,, etc., pour éviter les malaises et les maladies possibles...

Presque tous les médicaments toniques, fortifiants et stimulants se trouvent préparés, soit sous forme de vin, soit sous forme d'élixir, soit sous forme de sirop ; or, comme ces médicaments sont innombrables, innombrables également sont ces différentes préparations. Or, malgré l'engouement inhérent à ces vins et élixirs, généralement à base élevée d'alcool, on fera bien, surtout quand le besoin ne s'en fait nullement sentir, d'en user qu'avec parcimonie. Les jeunes enfants, les jeunes filles et les jeunes mères devront s'en abstenir d'une façon générale ; les personnes robustes et fortes pourront en faire parfois usage, mais à dose modérée ; les vins et les alcools médicamenteux sont souvent nocifs et vont à l'encontre des effets que l'on veut obtenir, surtout quand c'est dans les cafés qu'on les sert et qu'on les absorbe.

---

VI

## Glaces et Sorbets.

## Aliments et Boissons rares.

---

Nous ne terminerons pas cette étude sommaire des boissons sans parler des *glaces* et des *sorbets*, qui doivent plutôt être considérés comme des boissons que comme des aliments solides.

Ces préparations agréables et recherchées surtout pendant les saisons chaudes, les soirées, les bals, les fêtes de nuit et à la fin des repas de cérémonie, ne conviennent qu'aux jeunes gens robustes, bien portants et doués d'un système circulatoire énergique ainsi qu'aux sujets de bonne complexion stomacale. Les convalescents, les vieillards, les femmes au moment de leurs époques menstruelles, les estomacs débiles et fatigués, les poitrines délicates, irritées et facilement irritables, doivent se priver de glaces ou n'en prendre qu'avec une extrême modération. On doit s'en abstenir également aussitôt après les repas, après une longue fatigue, au moment où la transpiration est abondante et avant de se mettre à table. Les accidents les plus fâcheux, les maladies les plus graves, la *mort même*, ont été trop souvent la fatale conséquence d'imprudence de ce genre pour ne pas les signaler.

Les glaces doivent être consommées lentement, par de très petites quantités à la fois, en ayant soin de laisser fondre dans la bouche cette crème glacée, avant de l'avaler. Les glaces, et surtout les sorbets, jouissent de propriétés toniques, ce qui explique l'habitude de quelques personnes, de les faire figurer au milieu des repas de luxe, pour remplacer le vieil usage du verre de vin ou d'alcool, connu sous le nom de *coup du milieu*. Sans croire au danger d'une coutume semblable, puisque les glaces ne sont à craindre que pendant l'acte de la digestion ; il est préférable de s'en abstenir à ce moment.

La composition des glaces et des sorbets est connue de tous les consommateurs ; on sait que ce sont des sucs de fruits, des crèmes au chocolat, à la vanille, au café, à la pistache, aux framboises, aux ananas, au rhum, au kirsch, etc., sucrés et solidifiés dans des moules spéciaux, au moyen de mélanges réfrigérants. Ces boissons délicates ont eu dans la seconde moitié du siècle dernier, une vogue exceptionnelle : de nos jours on en est moins enthousiaste, peut-être parceque les maîtres glaciers d'antan n'existent plus ! . . .

. . . . . . . . . . . . . . . . . . . . . .

Ici se termine la nomenclature déjà longue des aliments et des boissons, ainsi que les règles d'hygiène qui s'y rattachent. Nous avons exposé la richesse de l'alimentation, nous avons signalé ce que l'on doit manger ou boire et ce dont on doit s'abstenir, soit à l'état de santé, soit à l'état de maladie.

Cependant, nous n'avons pas tout dit et quelques omissions volontaires ou involontaires se trouvent dans le cours de ces deux volumes. Avant tout, nous avons recherché les choses pratiques et utiles, nous avons indiqué les substances alimentaires les plus essentielles à connaître et dont l'usage peut se rencontrer d'une façon journalière dans toutes les classes de la société.

Néanmoins, quelques mets rares se rencontrent parfois sur les tables grandioses et luxueusement servies ; nous allons en dire deux mots.

Parmi les substances qui peuvent servir d'aliments solides ou liquides à l'homme, on peut citer :

1° Les *nids d'hirondelles* ou *d'alcyons*, sorte de glu ou d'ichtyocolle, mangée par les Asiatiques et les Chinois : ce mets qui provient surtout d'une espèce d'hirondelle de l'Archipel des Indes, la salangane, est formé par des algues et lichens macérés et agglutinés par la salive de l'oiseau et formant une sorte de gélatine jaunâtre, transparente et vitreuse.

La *soupe à la tortue*, mets assez délicat, très nutritif

et assez recherché ; les *œufs* de certains chéloniens sont également assez estimés et se mangent comme ceux des oiseaux.

Le *cocotier*, qui fournit du sucre, du vin, de l'alcool, du vinaigre, du lait, des amandes, de la crème, du beurre, etc., en un mot tout ce que l'on pourrait tirer dans le vignoble le plus riche et la métairie la plus fertile ; la noix de coco est très commune dans nos rues, mais elle est généralement vieille et donne une pulpe rance et indigeste.

Le *bananier*, dont le fruit est très recherché et très sain.

Le *chameau*, l'*antilope*, le *dromadaire*, le *méhara*, la *vigogne*, l'*ours*, servent de nourriture à des quantités de peuplades, et parfois on les voit figurer sur nos tables avec de profondes marques de respect.

Il en est de même pour certaines boissons exotiques dont la saveur réside dans leur originalité.

Or, comme l'a dit Brillat-Savarin, les mets les plus simples et les boissons les moins compliquées, sont les substances qui sont les mieux tolérées par l'estomac, qui sont les plus nutritives et qui provoquent toujours un appétit de bon aloi. Donc, pour bien se porter, c'est aux aliments et aux boissons simples que l'on devra avoir recours ; c'est à la cuisine familiale et au cellier domestique que l'on devra s'adresser, si l'on veut éviter la fatigue de notre organisme et le délabrement de notre appareil digestif. Si les mets hautement relevés et les vins fortement alcoolisés, stimulent pour un temps, la réaction n'en est ensuite que plus forte, et l'on paye le lendemain les écarts de la veille !

Vivre sobrement, manger des aliments sains, boire de l'eau légèrement rougie, éviter les excès, fuir les débordements de la table et de la cave, seront les meilleurs conseils que l'on devra suivre quand on voudra savoir *Comment on défend sa santé*.

Décembre 1902.

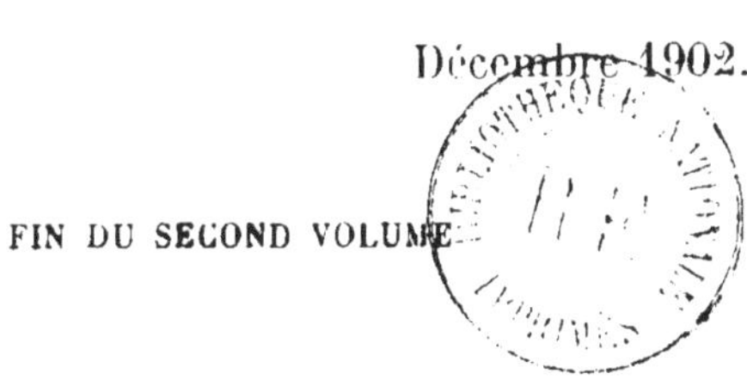

FIN DU SECOND VOLUME

# TABLE DES MATIÈRES





*Le Mans. — Association ouvrière, 5, rue du Porc-Epic.*

www.ingramcontent.com/pod-product-compliance
Ingram Content Group UK Ltd.
Pitfield, Milton Keynes, MK11 3LW, UK
UKHW020345180726
13839UKWH00002B/918

9 782329 584553